Dr. med. Wolfgang Franz
Robert Schäfer

Die **Knie-**
Sprechstunde

Alle Therapien von Naturheilkunde bis Hightechmedizin

Weltbild

Genehmigte Lizenzausgabe für Verlagsgruppe Weltbild GmbH,
Steinerne Furt, 86167 Augsburg
Copyright der Originalausgabe © 2007
F.A. Herbig Verlagsbuchhandlung GmbH, München
Alle Rechte vorbehalten
Umschlaggestaltung: X-Design, München
Umschlagfoto: istockphoto
Lektorat: Gabriele Berding
Zeichnungen: Ulrike Brugger, München
Gesamtherstellung: CPI – Clausen & Bosse, Leck
Printed in the EU
978-3-8289-5086-3

2014   2013   2012
Die letzte Jahreszahl gibt die aktuelle Lizenzausgabe an.

Einkaufen im Internet:
www.weltbild.de

Dr. med. Wolfgang Franz
Robert Schäfer

Die **Knie**-Sprechstunde

Inhalt

Vorwort

Liebe Leserin, lieber Leser,
Sie haben sich für dieses Buch entschieden und uns damit Ihr Vertrauen entgegengebracht – vielen Dank!
Wie wichtig gut funktionierende Knie sind, wird vielen von uns meistens erst dann bewusst, wenn die größten Gelenke des Körpers ihren Dienst quittieren. Dies kann aufgrund akuter Verletzungen der Fall sein oder weil der Zahn der Zeit zu lange ungestört genagt hat. In beiden Fällen gilt: Umfassende Hilfe ist möglich und die Wiederherstellung der Beweglichkeit machbar.

Wie wichtig die Knie sind, wird uns meist erst bewusst, wenn es Probleme gibt

Mittlerweile lassen sich Verletzungen und Verschleißerscheinungen mit einem ganzen Bündel an Maßnahmen in den Griff bekommen. Vor allem beim Thema Arthrose ist Mutlosigkeit total fehl am Platz. Bitte lassen Sie sich von niemandem mehr einreden, hier könne man nichts tun. Bei Arthrose kann man sehr wohl eine ganze Menge machen.

Sie stehen im Mittelpunkt

Das ganze Spektrum an Möglichkeiten von sanfter Naturmedizin bis hin zu Hightech-Operationsmethoden nennt der Autor Dr. Franz »Kaiserslauterer Knie-Konzept« – das bietet er auch in seiner Lutrina Klinik in Kaiserslautern an. Es zeichnet dieses Modell aus, dass es den Betroffenen mit seiner aktuellen Lebenssituation und weiteren Plänen, seinen zeitlichen und finanziellen Möglichkeiten sowie seiner Bereitschaft zur Eigeninitiative in den Mittelpunkt aller ärztlichen Maßnahmen stellt. Ein 20-jähriger Amateurfußballer braucht ein anderes Behandlungskonzept als ein 40-jähriger Selbstständiger oder ein 70-jähriger rüstiger Rentner.

Der Patient steht im Mittelpunkt

Für all diese Patientengruppen und noch viele weitere hält dieses Buch einzelne Kapitel bereit. Sie als Betroffene oder Betroffener sollen sich in den einzelnen Kapiteln wiederfinden und wichtige Hinweise, Anregungen und Orientierungen bekommen.

Dieses Buch fordert Sie. Bei der Lektüre werden Sie feststellen, dass Sie in der »Knie-Sprechstunde« ihre Knie-Probleme nicht an den Arzt delegieren können. Sie selbst sind aufgerufen, aus den vielen Behandlungsmöglichkeiten die für Sie beste Therapie gemeinsam mit Ihrem Arzt auszuwählen und diese auch im Alltag umzusetzen. Und natürlich liegt es an jedem Einzelnen von uns, in welchem Maße er durch Bewegung und Ernährung aktiv Vorsorge betreibt und seine Knie in Schuss hält. Anregungen hierzu finden Sie in großer Anzahl in diesem Buch.

Sie selbst sollten die für Sie beste Therapie auswählen

Wir möchten Ihnen Mut machen und haben aus diesem Grund etliche Patientinnen und Patienten zu Wort kommen lassen, die ihre Knieprobleme durch ganz unterschiedliche Behandlungsansätze in den Griff bekommen haben. Sie werden erstaunt sein, wie viel Hoffnung auf Erfolg in den Geschichten steckt. Ganz besondere Freude hat es uns bereitet, den Fußball-Europameister von 1996, Stefan Kuntz, zu befragen und herauszufinden, wie er ganz ohne ernste Knieverletzung eine Profikarriere gemeistert hat.

Kurze Gebrauchsanleitung für dieses Buch

Zum Schluss noch ein wichtiger Hinweis, wie die »Knie-Sprechstunde« den meisten Gewinn für Sie bringt: Blättern Sie viel vor und zurück. Die Kapitel warten mit zahlreichen Querverweisen auf, weil es eben viele Zusammenhänge gibt. Und zentrale Aspekte zur Vorsorge und Behandlung von Arthrose finden Sie ganz verschiedenen Patientengruppen zugeordnet. Dort kommen Sie zwar in der medizinischen Praxis auch gehäuft zur Sprache, doch wichtig können diese Tipps für alle anderen Betroffenen natürlich auch sein. So sind beispielsweise Hinweise auf schonende pflanzliche Präparate im Kapitel »Der Senior ab 70« zu finden, doch auch jüngere Patienten fragen selbstverständlich danach. Umgekehrt ist es auch für 65-jährige Menschen nichts Verkehrtes, sich künftig »knie-gesund« zu ernähren, obwohl das Thema im Kapitel »Erwachsene zwischen 30 und 60« behandelt wird.

Blättern Sie in diesem Buch viel vor und zurück

Online-Sprechstunde

Moderne Medizin sollte die Möglichkeiten des Internets nutzen. Wir bieten Ihnen an, Ihre Fragen rund ums Knie an den Autor Dr. Wolfgang Franz zu richten.

Ein spezieller Service für Sie

Die E-Mail-Adresse lautet: franz@lutrinaklinik.de Dr. Franz wird versuchen, Ihnen innerhalb weniger Tage zu antworten. Selbstverständlich kann diese Auskunft bei ernsten Beschwerden keinen Arztbesuch ersetzen. Außerdem möchten wir Sie an das Gästebuch der Lutrina Klinik verweisen, das mit vielen Erfahrungsgeschichten aufwartet (www.lutrinaklinik.de).

Fachliche Unterstützung

An diesem Buch haben neben den Autoren noch mehrere Fachleute mitgewirkt

Es passt zu dem ganzheitlichen Ansatz dieses Buches, dass an seiner Entstehung neben den beiden Autoren noch mehrere Fachmänner und -frauen mitgewirkt haben:
Christina Adler-Schäfer, Kinder- und Jugendlichen-Psychotherapeutin aus Viernheim,
Dr. med. Jianping He, Praxis für Akupunktur Kaiserslautern,
Silke Michelberger, Physiotherapeutin und Sporttherapeutin, Mitarbeiterin der Lutrina Klinik/Kaiserslautern,
Tamara Ruzek, Leiterin des Ärztlichen Gesundheitszentrums energyfarm in Kaiserslautern.
Ihnen allen an dieser Stelle ein dickes Dankeschön für die fachliche Unterstützung.

Mögen Sie, liebe Leserin und lieber Leser, aus diesem Buch großen Nutzen ziehen und Ihre Knie ein ganzes Leben lang beweglich bleiben. Dies wünschen wir Ihnen von ganzem Herzen.

Dr. Wolfgang Franz   Robert Schäfer

Kniearthrose-Test

Sind Sie gefährdet?

Mit diesem Test können Sie leicht herausfinden, wie Ihre »Kniefitness« aussieht und ob Sie eine Neigung zu Arthrose haben:

1. *Wie alt sind Sie?*
    A. jünger als 35 ☐
    B. 35–50 ☐
    C. älter als 50 ☐

2. *Leiden Sie bereits an Knieschmerzen?*
    A. nie ☐
    B. selten ☐
    C. häufiger ☐
    D. täglich ☐

    Leiden Sie bereits an Kniebeschwerden?

3. *Wann treten die Schmerzen auf?*
    A. bei Belastung ☐
    B. auch in Ruhe ☐

4. *Schwillt Ihr Knie an?*
    A. nie ☐
    B. oft ☐

5. *Blockiert Ihr Knie?*
   A. nie ☐
   B. manchmal ☐
   C. oft ☐

6. *Wie ist Ihr Körpergewicht?*
   A. normal ☐
   B. leicht übergewichtig ☐
   C. stark übergewichtig ☐

Eine genaue Bestandsaufnahme ist wichtig

7. *Knirscht Ihr Knie bei Bewegung?*
   A. nie ☐
   B. manchmal ☐
   C. ständig ☐

8. *Hatten Sie Verletzungen des Knies?*
   A. ja ☐
   B. nein ☐

9. *Wobei haben Sie Schmerzen?*
   A. beim Gehen ☐
   B. beim Aufstehen nach langem Sitzen ☐
   C. beim Knien ☐
   D. beim Treppengehen ☐
   E. nachts ☐

10. *Sind Sie bereits am Knie operiert worden?*
    A. nein ☐
    B. ja ☐

11. *Gibt es in Ihrer Familie Arthrose?*
    A. ja ☐
    B. nein ☐

12. *Bewegen Sie sich regelmäßig?*
    A. nein ☐
    B. ja ☐

13. *Welchen Sport üben Sie aus?*
    A. Laufen, Schwimmen, Radfahren, Walking ☐
    B. Fußball, Handball ☐
    C. Tennis, Squash ☐

Wie stark werden die Knie belastet?

14. *Haben Sie »Kniestress« im Beruf (langes Stehen, Heben schwerer Lasten, Tätigkeit im Knien wie Fliesenleger)?*
    A. nein ☐
    B. etwas ☐
    C. ständig ☐

Auswertung:
1: A=0, B=1, C=2; **2:** A=0, B=1, C=2, D=3; **3:** A=1, B=2; **4:** A=0, B=1; **5:** A=0, B=1, C=2; **6:** A=0, B=1, C=2; **7:** A=0, B=1, C=2; **8:** A=1, B=0; **9:** A=2, B=1, C=1, D=1, E=3; **10:** A=0, B=1; **11:** A=2, B=0; **12:** A=1, B=0; **13:** A=0, B=2, C=3; **14:** A=0, B=1, C=3

0–9

Herzlichen Glückwunsch! Ihre Knie scheinen in Ordnung zu sein. Mit steigendem Alter erhöht sich allerdings auch das Arthroserisiko. Bleiben Sie daher aufmerksam und halten Sie sich fit.

10–18

Ihr Arthroserisiko

Ihre Angaben sprechen dafür, dass Sie ein erhöhtes Arthroserisiko haben. Sprechen Sie mit einem Spezialisten darüber, wie Sie dem Knieverschleiß vorbeugen können. Sollten Sie bereits Kniebeschwerden haben, ist ein Besuch beim Arzt umso dringender.

über 18

Vermutlich ist Ihnen bereits bekannt, dass mit Ihren Knien etwas nicht stimmt. Ihre Angaben lassen darauf schließen, dass Sie bereits an einer Arthrose leiden. Sie setzen Ihre Knie einem erheblichen Risiko aus zu verschleißen. Suchen Sie einen Spezialisten auf, um zu erfahren, wie Sie Ihre Gelenke schonen können und welche Therapiemöglichkeiten sich für Sie eignen.

Faszination Knie

Viel mehr als nur ein Gelenk

Das Knie ist nicht nur das größte Gelenk des menschlichen Körpers, es ist auch von zentraler Bedeutung für die Art und Weise, wie sich Menschen darstellen und bewegen.

Die beiden längsten Knochen des Körpers, der Oberschenkel und das Schienbein, werden durch das Knie verbunden. Erst dadurch kann sich der Mensch überhaupt aufrichten und gehen. Ist das Knie in guter Verfassung, kann man eleganten Schrittes den Boulevard entlangflanieren, beim Waldlauf plötzlich aufkommende Unebenheiten abfedern und beim Tanzen flotte Drehbewegungen aufs Parkett legen. Das Knie puffert Stöße ab, erlaubt Richtungswechsel und hilft beim Beschleunigen und Abbremsen. Wie wichtig gesunde Knie für die Selbstdarstellung des Menschen sind, wird meistens deutlich, wenn die Funktionen eingeschränkt sind. Dann steigt der Betroffene schon morgens mit schmerzenden Knien aus dem Bett, bewegt sich zögernd, fast humpelnd fort und kann keinen aufrechten, stolzen Gang einnehmen.

Die Alltagssprache hat etliche Bilder und Redewendungen zum Thema Knie hervorgebracht. Es wird

Die Knie sind von zentraler Bedeutung für die Art und Weise, wie sich Menschen darstellen und bewegen

hierbei deutlich, wie wichtig dieses Gelenk für die Außenwirkung des Menschen sowie für seinen seelischen Zustand ist. Da bekommt man weiche Knie, wenn man an das nächste Gespräch mit seinem Chef denkt, der einen dann auch tatsächlich in die Knie gezwungen und die gewünschte Gehaltsaufbesserung abgelehnt hat. Hier hat man eventuell seinen Standpunkt nicht konsequent genug vertreten, kurz: die Knie nicht durchgedrückt. Vielleicht verlief das Gespräch ja auch unglücklich und man hat sich quasi selbst ausgetrickst, also ins eigene Knie geschossen. Nun gut, nicht alle Dinge im Leben lassen sich eben übers Knie brechen, auch wenn man manchmal den einen oder anderen Zeitgenossen am liebsten übers Knie legen würde. Bleibt nur zu hoffen, dass man auch ohne Gehaltsaufbesserung nicht »Knietief im Dispo« steht, wie die Musikgruppe Fehlfarben eine ihrer Platten betitelt hat.

Bilder und Redewendungen zum Thema Knie

So ist das größte Gelenk des Körpers aufgebaut

Das Knie ist das größte Gelenk des menschlichen Körpers. Es wird von dem unteren Teil des Oberschenkelknochens, dem Schienbeinkopf und der Kniescheibe gebildet. Als Verbindung zwischen Ober- und Unterschenkel ermöglicht es Scharnier- und Drehbewegungen. Das heißt, wir können mit dem Kniegelenk nicht nur den Unterschenkel nach hinten beugen, sondern auch den Unterschenkel und den Fuß gegen den Oberschenkel drehen.

Das Kniegelenk

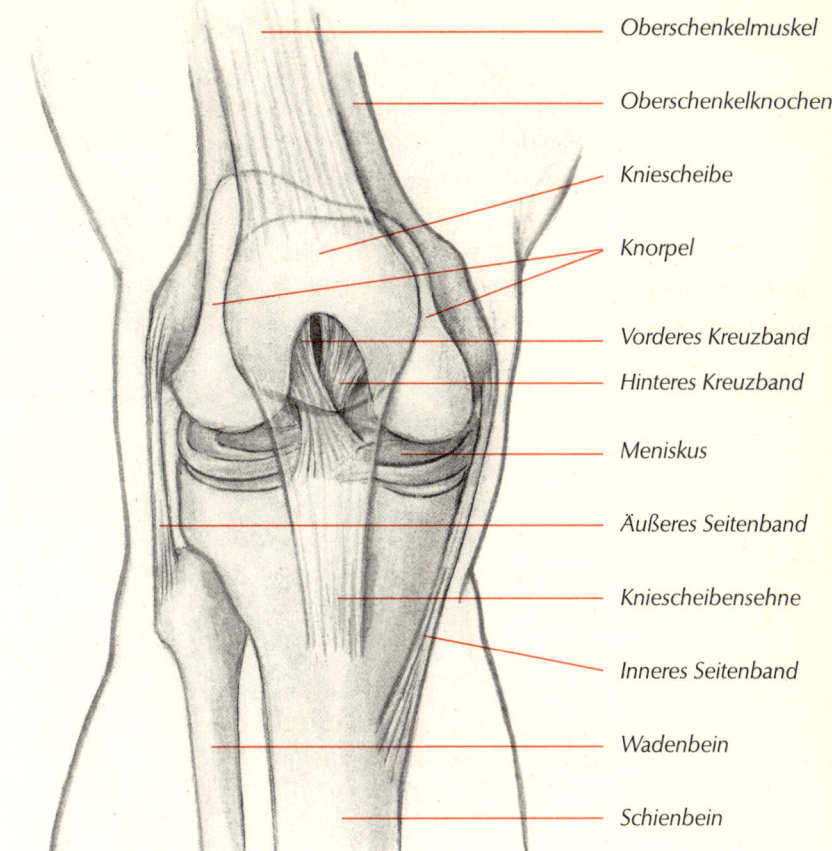

Oberschenkelmuskel

Oberschenkelknochen

Kniescheibe

Knorpel

Vorderes Kreuzband

Hinteres Kreuzband

Meniskus

Äußeres Seitenband

Kniescheibensehne

Inneres Seitenband

Wadenbein

Schienbein

Der Aufbau des Knies

Zwischen Ober- und Unterschenkelknochen befindet sich im Knie jeweils innen und außen ein Meniskus. Der Meniskus besteht aus festerem Faserknorpel und hat etwa die Form eines »C«. Im Querschnitt ist er keil- bzw. dreiecksförmig. Die Menisken erfül-

25

len zwei entscheidende Aufgaben. Sie übertragen die Last vom Ober- auf den Unterschenkel und sie stabilisieren das Knie während der Beugung, Streckung und bei Kreisbewegungen. Zudem verteilen die Menisken aufkommenden Druck auf den Gelenkoberflächen, federn Stöße ab und tragen zur Schmierung und Ernährung des Gelenks bei.

Kniescheibe

An der Vorderseite des Knies befindet sich die Kniescheibe. Sie ist in die Sehne der Oberschenkelmuskulatur eingebettet. Die Kniescheibe dient der Kraftübertragung beim Strecken des Knies und schützt die inneren Bereiche des Gelenks.

Das Kniegelenk ist von einer Gelenkkapsel umgeben. Ausgekleidet ist die Kapsel in Inneren mit einer Schleimhaut, die die Synovialflüssigkeit herstellt. Diese Flüssigkeit sorgt dafür, dass Bewegungen reibungslos ablaufen. Aus diesem Grund wird die Flüs-

Gelenkschmiere

sigkeit auch Gelenkschmiere genannt. Sie muss in ausreichender Menge in der notwendigen Zusammensetzung vorhanden sein, damit das Knie gut funktioniert. Eine Fahrradkette muss ebenfalls stets gut geölt sein, damit nichts quietscht.

Knorpel

Wie bei anderen Gelenken auch, sind die im Knie gegenüberliegenden Knochenbereiche von Knorpel überzogen. Diese glatte, feste und elastische Schicht sorgt dafür, dass sich das Gelenk leicht und reibungsfrei bewegen lässt. Der größte Teil des Knorpels besteht aus Wasser, nur ein Fünftel machen sogenannte Kollagenfasern aus. Der gesunde Knorpel lässt sich wie ein Schwamm bewegen. Beim

Zusammendrücken werden Abbauprodukte nach außen gepresst, bei Entspannung können wertvolle Nährstoffe ins Innere gelangen. Dies ist der einzige Weg, wie der Knorpel versorgt wird. Er bekommt seine Aufbaustoffe nicht wie viele andere Bereiche des Körpers über das Blut herangeschafft. Aus diesem Grund ist ausreichende Bewegung so extrem wichtig für die Knorpelgesundheit.

Im Zentrum des Knies liegen zwei sich überkreuzende Bänder, das vordere Kreuzband und das hintere Kreuzband. Diese beiden Bänder haben für die Stabilität des Gelenks eine herausragende Bedeutung. Damit das Knie stets in der Spur bleibt und exakt geführt wird, sind ferner das innere und das äußere Seitenband wichtig. Ganz unerlässlich für eine gute Funktion des Knies sind außerdem ausreichend ausgebildete Muskeln. Auch sie sorgen für Halt und Stabilität. Eine zu schwache Muskulatur führt häufig zu Knieproblemen.

Bänder

Diese kunstvollen anatomischen Strukturen ermöglichen die komplizierten Bewegungsabläufe des Kniegelenks, die in ihren Details zum Teil erst seit wenigen Jahren komplett wissenschaftlich untersucht und verstanden worden sind. Da wir uns im aufrechten Gang fortbewegen, Sport treiben und viele von uns im Stehen ihrem Beruf nachgehen, muss das Knie im Laufe des Lebens ganz enorme Belastungen verkraften. Durch die von Natur aus perfekte Konstruktion und die Wachstums- und Regenerationsfähigkeit des Gewebes schafft es das normalerweise ohne Probleme.

Kunstvolle anatomische Strukturen ermöglichen die komplizierten Bewegungsabläufe des Kniegelenks

Verletzungen und Schädigungen des Knies

Der lädierte Meniskus

Meniskusschäden kommen im Wesentlichen durch akute Verletzungen beim Sport oder durch chronischen Verschleiß zustande. Im ersten Fall ist es vielleicht der Zusammenprall mit dem Gegenspieler auf dem Fußballplatz, der den Meniskus leiden lässt. Viel weniger spektakulär sind dagegen Alltagssituationen wie Treppensteigen oder das morgendliche Aufstehen, die einen ausgezehrten und verschlissenen Meniskus plötzlich in Mitleidenschaft ziehen. Es ist wie mit der Lieblingsjeans, die man Dutzende Male gewaschen hat und die irgendwann an der dünnsten Stelle einfach reißt. Während man bei der Jeans den Verschleißprozess jedoch gut sehen kann, sendet ein degenerierender Meniskus keine Signale aus. Sogar bei einer Operation ist der Verschleiß nicht immer zu erkennen, weil der Meniskus von innen heraus mürbe wird. Erst Aufnahmen mit dem Kernspin bringen Klarheit.

Vorbeugen kann man Meniskusschäden durch die Wahl der geeigneten Sportart und die Ausübung des passenden Berufs. Es liegt auf der Hand, dass zum Beispiel die Tätigkeit als Fliesenleger oder Gärtner für das Knie vermehrten Stress bedeutet. Gelenkscho-

Meniskusschäden durch akute Verletzungen

Auch Alltagssituationen können den verschlissenen Meniskus plötzlich in Mitleidenschaft ziehen

29

nende Sportarten sind zum Beispiel Radfahren und Schwimmen, während etwa beim Tennis und Fußball das Knie Schwerstarbeit leisten muss.

Der Meniskusriss

Ob durch eine Verletzung oder durch Verschleiß: In beiden Fällen ist oftmals ein Riss die Folge, wobei der Innenmeniskus häufiger betroffen ist als der Außenmeniskus. Wenn lappenförmig abgerissene Meniskusteile im Gelenkspalt einklemmen, blockieren sie das Kniegelenk. Das Knie lässt sich nicht mehr beugen oder strecken, außerdem verursachen bestimmte Bewegungen einen stechenden Schmerz. Oft schwillt das verletzte Gelenk aufgrund einer vermehrten Flüssigkeitsbildung im Inneren an. Es hat sich ein Erguss gebildet.

Die Beschwerden bei Meniskus-schäden sind meistens wechselhaft

Die Beschwerden bei Meniskusschäden sind meistens wechselhaft. Phasen starken Schmerzes können sich ablösen mit Zeiten, in denen der Betroffene kaum noch etwas spürt. Doch diese angebliche Ruhe im Knie ist meist trügerisch. Oftmals reicht eine Beuge-Dreh-Bewegung, wie beim Aussteigen aus dem Auto, um die alten intensiven Beschwerden wieder auszulösen. Auch kann sich bei einer solchen Bewegung der abgelöste Meniskusteil einklemmen und das Knie blockieren. Wenn so etwas beim Surfen auf dem offenen Meer, beim alpinen Klettern oder einer Trekkingtour im Himalaya geschieht, kann es mit dem steifen Bein zu gefährlichen Situationen kommen. Wer also solche Urlaubspläne hat und von seiner Meniskusverletzung weiß, sollte sich diese tickende Zeitbombe im Knie am besten vor der Abreise entschärfen lassen.

Es gibt keine Heilung von selbst. Zudem weiß man,

dass ein geschädigter Meniskus auf Dauer eine Arthrose im Knie verursacht. Daher ist ein Gang zum Spezialisten immer notwendig. Die Kernspintomografie verschafft einen guten Überblick über das Ausmaß der Meniskusverletzung. Wie die operative Behandlung aussieht, erfahren Sie ab Seite 120.

Das gerissene Kreuzband

Wenn ein Kreuzband reißt, merkt man das. Meist ist ein Knackgeräusch zu hören, das an ein reißendes Seil erinnert. Außerdem entgleitet das Knie, als wenn der Unterschenkel nicht mehr zu einem gehört. All das verursacht natürlich heftige Schmerzen.

Ganz typische Orte, an denen Kreuzbandverletzungen passieren, sind die Skipiste und der Fußballplatz. So können spektakuläre Stürze am Hang die Ursache sein oder auch das Umfallen in Zeitlupentempo, wenn der Betroffene aus dem Lift steigen will. Die Verletzung passiert immer dann, wenn das Knie plötzlich verdreht wird, der Fuß dieser Bewegung aber nicht folgen kann, weil er fixiert ist. Also entweder in Skischuhen steckt oder in Nockenschuhen des Fußballspielers, ganz nach dem Motto: unten steht, oben dreht. Meist ist das vordere Kreuzband betroffen. Das verletzte Kniegelenk ist stark geschwollen, schmerzt und kann nicht vollständig gebeugt oder gestreckt werden. Im Gelenk findet sich häufig ein blutiger Erguss.

Bei Kreuzbandriss meist ein knackendes Geräusch

Erste Selbsthilfe

Die P-E-C-H-Formel

Bei Kreuzbandriss: Pause, Eis, Compression, Hochlagern

Für die Erstversorgung gilt die *P-E-C-H-Formel: Pause, Eis, Compression, Hochlagern*. Die sofortige *Pause* muss sein und wird von den Betroffenen wegen der starken Schmerzen auch verlangt. Bei der Kühlung sind zwei Dinge besonders wichtig: Die Temperatur sollte konstant zwischen 0 und 5 °C liegen und das *Eis* darf nicht direkt auf der Haut liegen, weil es sonst zu Erfrierungen kommen kann. Diese können auch durch Kältesprays sowie die bis zu −18 °C kalten Kühlelemente aus dem Gefrierfach ausgelöst werden. Kühlelemente in ein Handtuch wickeln oder besser noch: zerstoßenes Eis im Plastikbeutel, der in ein Handtuch gewickelt ist. Die *Compression* wird mit einer elastischen Binde erreicht. Hierbei sollten sich die Gelenke in entspannter Position (leicht gebeugt) befinden und der Verband darf keinesfalls zu fest sein. Die Kühlung und die Compression kann man am besten mit speziellen Manschetten erreichen, mit denen sowohl die Temperatur als auch der Druck konstant gehalten werden können. Beim Hochlagern sollte das lädierte Bein höher liegen als das Herz. So können venöses Blut und Lymphflüssigkeit besser abfließen. Insgesamt dienen die Maßnahmen der P-E-C-H-Formel dazu, dass das Gewebe nicht weiter anschwillt und die vermehrte Flüssigkeit schneller abgetragen wird.

Magerquark-Umschläge und Enzyme

Eine ungewöhnlich klingende Maßnahme hat sich bereits im Profifußball bewährt und ist für jedermann leicht anwendbar: Magerquark-Umschläge. Der Effekt ist durchschlagend. Wegen des unterschiedlichen osmotischen Drucks zieht der Quark die Flüssigkeit aus dem verletzten Gewebe heraus und lässt es abschwellen. Der Quark wird fingerdick auf ein Tuch aufgetragen, das um die Blessur gewickelt wird. Zur Abdichtung kann man einfach haushaltsübliche Frischhaltefolie in mittlerer Spannung nochmals um das Ganze wickeln.

Magerquark-Umschläge lassen das verletzte Gewebe abschwellen

Wer zusätzlich die Heilung beschleunigen möchte, nimmt Enzyme ein. Hilfreich sind hoch konzentriertes Bromelain (wird aus Ananas hergestellt) oder Papain (Papaya). Für den Behandlungserfolg ist wichtig, dass die Enzyme richtig dosiert und lange genug eingenommen werden. Da die Enzyme aus tropischen Früchten gewonnen werden, können sich leichte Verdauungsbeschwerden oder allergische Reaktionen zeigen. Mehr zur Enzymbehandlung ab Seite 136.

Enzyme

Das Knie selbst wieder stabilisieren

Sind nach einem Kreuzbandriss die akuten Symptome nach einigen Wochen abgeklungen, macht sich eine unterschiedlich stark ausgeprägte Instabilität bemerkbar. Das Kniegelenk knickt plötzlich bei bestimmten Bewegungen einfach weg. Das kann bei geringfügigen Alltagsbelastungen wie Treppensteigen oder bei intensiver sportlicher Belastung wie Fußballspielen auftreten. Passiert dies regelmäßig, entwickelt sich im Laufe der Zeit durch die Schlotterbewegungen ein irreversibler Knorpelschaden (Arthrose).

Wichtig ist also, das ständige Wegknicken des Knies zu vermeiden. Dies kann der Betroffene selbst erreichen, indem er die Belastung reduziert. Radfahren statt Fußballspielen kann hier eine Lösung sein. Außerdem muss die Beinmuskulatur gestärkt werden, die zur Stabilisierung des Knies einen wichtigen Beitrag leistet. Diese Maßnahmen sollten jedoch nur eine Art Erste Hilfe sein, bevor das Kreuzband wieder endgültig repariert wird. Denn neben dem deutlichen Wegknicken des Beines gibt es noch eine unerwünschte Bewegung, die der Betroffene selbst gar nicht merkt. Bei der sogenannten Mikroinstabilität verschiebt sich während bestimmter Aktivitäten wie dem Treppensteigen der Unterschenkel gegenüber dem Oberschenkel, ohne dass der Betroffene dies registriert. Hier ist es der sprichwörtliche Zahn der Zeit, der am Gelenk nagt und vielleicht erst nach 20 Jahren zu Beschwerden wegen einer Arthrose führt.

Belastungen reduzieren und die Beinmuskulatur stärken

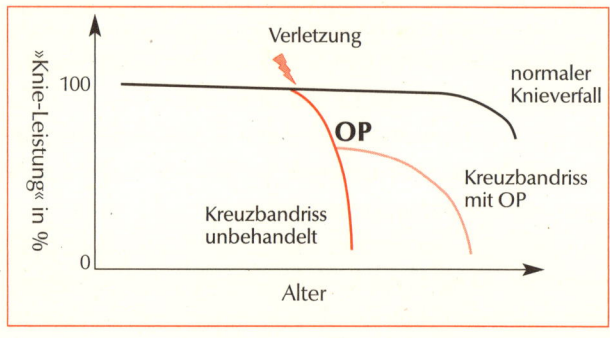

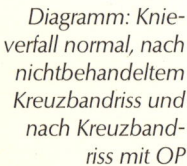

Diagramm: Knieverfall normal, nach nichtbehandeltem Kreuzbandriss und nach Kreuzbandriss mit OP

»Nach Dr. Heinz-Jürgen Eichhorn, Straubing«

Somit werden viele Patienten mit einem Kreuzband-
driss an einem Arztbesuch und einer darauf folgenden operativen Reparatur nicht vorbeikommen. Nur
so lassen sich unerwünschte Spätfolgen wie Arthrose ausschließen. Gerissene Kreuzbänder heilen
genauso wenig von selbst wie lädierte Menisken.
Zur ersten Diagnose gehört das Abtasten des Knies
und bildgebende Verfahren (Kernspintomografie).
Aktueller Stand der Operationstechnik ist die Schlüsselloch-Chirurgie mit winzigsten Instrumenten. Wie
der Eingriff aussieht, erfahren Sie ab Seite 129.

Patienten mit Kreuzbandriss kommen an einer Operation nicht vorbei

Knorpelschaden als Folge von Verletzungen

Wie bei anderen Gelenken auch, sind die im Kniegelenk gegenüberliegenden Knochenanteile von
Knorpel überzogen. Diese glatte, feste und elastische Schicht sorgt dafür, dass sich das Gelenk leicht
und reibungsfrei bewegen lässt. Schädigungen des
Knorpels können akut als Verletzungsfolge und
chronisch als Verschleißerkrankung auftreten (siehe
Abschnitt über Arthrose S. 36). Bei den akuten Schädigungen wird meist an nur einer Stelle des Gelenks
infolge von Gewalteinwirkung bei (Sport-)Verletzun-
gen ein mehr oder weniger großes Stück des Knor-
pelüberzugs herausgesprengt.

Schädigungen des Knorpels können akut als Verletzungsfolge und chronisch als Verschleißerkrankung auftreten

Die Betroffenen haben Schmerzen bei Belastung
und manchmal auch in Ruhe. Das Knie ist oft angeschwollen und mit Flüssigkeit (Erguss) gefüllt. Wenn
ein abgelöstes Knorpelstück eingeklemmt wird,

spricht man von einer Blockade, das Knie lässt sich nicht mehr vollständig strecken oder beugen.

Stöcke entlasten beim Gehen

Was tun bei Knieblockade?

Ist das Knie blockiert, muss man umgehend zum Arzt. Außerdem muss man das Knie sofort mithilfe von Gehstöcken entlasten. Denn alle Teile, die sich innerhalb des Knies verklemmen, schädigen das Gelenk. Außerdem läuft der Betroffene im wahrsten Wortsinn das abgelöste Teil platt. Dadurch verliert es seine Form und kann nicht mehr während einer späteren Operation wieder an seinen ursprünglichen Platz eingepasst werden.

Bei einer arthroskopischen Operation lässt sich dieses abgelöste Fragment vor allem bei jungen Patienten wieder fixieren. Falls das nicht möglich ist, wird das abgelöste Teil entfernt und der Defekt so behandelt, dass sich nach Möglichkeit hier wieder Knorpel oder Knorpelersatzgewebe bildet. Näheres zu diesen OP-Techniken ab Seite 162.

Die Kniearthrose: Immer mehr junge Menschen betroffen

Rund 20 Millionen Menschen leiden in Deutschland unter Kniearthrose

Unter Kniearthrose leiden in Deutschland rund 20 Millionen Menschen. Frauen sind vom Verschleiß des Kniegelenks dreimal häufiger betroffen als Männer – und immer mehr junge Menschen ab 30 gehören zu den Patienten. Normalerweise sind im Kniegelenk gegenüberliegende Knochenbereiche von

Knorpel überzogen. Diese glatte, feste und elastische Schicht sorgt dafür, dass sich das Gelenk leicht bewegen lässt. Fehlt jedoch infolge von Abnutzung diese schützende Schicht, spricht man von Arthrose.

Anzeichen für Arthrose

Die Betroffenen merken dies zum Beispiel daran, dass das Knie morgens nach dem Aufstehen oder nach Bewegungen schmerzt. Oft ist das Knie angeschwollen und mit Flüssigkeit gefüllt. Weitere Alarmzeichen sind Schmerzen beim Treppensteigen oder beim Tragen von schweren Gegenständen, Beschwerden bei feuchtem und kaltem Wetter sowie Reibegeräusche im Knie.

Weitere Alarmzeichen

Nicht immer halten sich die Beschwerden an die Röntgenbilder. Das heißt, ein Betroffener kann Arthroseschmerzen haben, ohne dass dies auf dem Röntgenbild nachvollziehbar wäre. Natürlich gibt es auch den umgekehrten Fall: Betrachtet man die Aufnahmen, sieht man Verschleißerscheinungen, mit denen der Patient eigentlich deutliche Beschwerden haben müsste – doch er fühlt sich pudelwohl. Weil die Knie, wie so viele andere Organe auch, vom Kopf her gesteuert werden, treten die Beschwerden und Schmerzen bei jedem Menschen in ganz unterschiedlichen Stadien der Arthrose mit individueller Intensität auf. Manche Betroffenen erleben sogar Funktionseinschränkungen ihrer Knie, ohne dass sie ihnen wehtun.

Beschwerden individuell sehr unterschiedlich

Der weitverbreiteten Ansicht, wonach man bei Arthrose eh nichts mehr tun könne, muss entschieden widersprochen werden. Bei Arthrose kann man heute sehr viel machen. Das an unserer Klinik entwickelte »Kaiserslauterer Knie-Konzept« umfasst das gesamte Spektrum von sanften Naturheilverfahren bis hin zu Hightech-Operationsmethoden.

Die vier Stadien der Arthrose

Der Krankheits-verlauf

Zum Krankheitsverlauf: Der Schaden beginnt in der Regel schleichend mit der Aufweichung des Knorpels (Grad eins), dann franst das Gewebe aus. Der Knorpel sieht aus wie das Fleisch von Krabben. Daher kommt im Englischen der Ausdruck »Crab meat« für dieses zweite Stadium. Beim dritten Grad liegt ein Oberflächendefekt vor, der Knorpel ist höhengemindert und der Schaden sieht aus wie ein Schlagloch auf der Straße. Wenn schließlich gar kein Knorpel mehr vorhanden ist und der darunterliegende Knochen frei liegt, spricht man von einem viertgradigen Schaden oder einer Knochenglatze. Das Knie läuft dann sozusagen »auf der Felge«, es ist kein elastischer Schutz mehr vorhanden.

Bewegungsverzicht verschlimmert Arthrose

Symptome etwa ab dem 40. Geburtstag

Die ersten Symptome der Knorpelrückbildung treten bei den meisten Betroffenen etwa ab dem 40. Geburtstag auf. Das Wasserbindungsvermögen des Knorpelgewebes nimmt ab, es verliert an Elastizität. Der knorpelige Gleitbelag der Knochen wird dünner, starrer und weniger belastbar.

Der gesunde, elastische Knorpel lässt sich wie ein Schwamm bewegen. Beim Zusammendrücken wer-

den Rückstände ausgeschwemmt und neue Nährstoffe können nachfließen. Nur der Wechsel von Be-
und Entlastung führt zu der Schwammbewegung
und damit zur Versorgung des Gewebes. Sind diese
Stoffwechselprozesse zum Beispiel durch Bewe-
gungsmangel jedoch eingeschränkt, kommt es beim
angegriffenen Knorpel zu weiteren Schädigungen. Es
wird eine Spirale in Gang gesetzt, die unbehandelt
mit dem totalen Verlust der Gleitschicht des Gelenks
endet. Aufgrund der Ansammlung von Stoffwech-
selprodukten und kleiner abgelöster Knorpelpartikel
im Knie entzündet sich die im Gelenk vorhandene
Schleimhaut. Es entstehen heftige Schmerzen und
das Gelenk schwillt an. Als Folge dieser Symptome
schont der Betroffene das Bein, was bereits nach
kurzer Zeit zu einem messbaren Rückgang der Muskulatur und einer Einschränkung der Beweglichkeit
führt. Dadurch wird die muskuläre Führung und Stabilisierung des Knies beeinträchtigt. Die Schmerzen
verstärken sich. So entsteht ein Teufelskreis, in dem
sich die Situation ständig verschlimmert. Unter-
nimmt der Betroffene nichts, kann das Knie am Ende
sogar ganz steif werden. Spätestens jetzt ist der Arztbesuch dringend notwendig. Je eher die Betroffenen
ihre Arthrose behandeln lassen, desto besser ist zu
helfen.

Versorgung des Gewebes durch Wechsel von Be- und Entlastung

Je eher die Betroffenen ihre Arthrose behandeln lassen, desto besser ist zu helfen

Viele Faktoren für Arthrose verantwortlich

Die genaue Ursache für die Entstehung der Arthrose
ist immer noch nicht geklärt. Es handelt sich um ein
Zusammenspiel von mechanischen und biochemi-

Faktoren für die Entstehung von Arthrose

schen Faktoren. Wie eine neue Studie aus Italien zeigt, kann Übergewicht und die damit verbundene Überlastung Arthrose auslösen. Auch kann eine zu »saure« Ernährung (zu viel Kaffee, Süßigkeiten, Fleisch und Alkohol) den Knorpel schädigen. Ohne eine vitalstoffreiche Ernährung werden die Knie nicht mit den notwendigen Gelenkbausteinen versorgt. Wer sich zu wenig bewegt, tut seinen Knien nichts Gutes und wer einen beschädigten Meniskus oder ein gerissenes Kreuzband nicht operieren lässt, riskiert ebenfalls Arthrose. Außerdem besteht eine maßgebliche genetische Disposition, manche Menschen haben einfach einen empfindlicheren Knorpel als andere.

Vorbeugung mit pflanzlichen Mitteln

Ein umfassendes Behandlungskonzept hat bereits die Vorbeugung im Blick

Ein umfassendes Behandlungskonzept hat bereits die Vorbeugung im Blick und baut auch auf pflanzliche Produkte. Hier ist es von entscheidender Bedeutung, geprüfte Phytotherapeutika mit definiertem Wirkstoffgehalt einzusetzen. Es kommt auf die reine und gehaltvolle Zubereitung an. Eine nachweisbar positive Wirkung auf den Gelenkknorpel hat die »Knorpelnahrung« Glukosamin und Chondroitin. Um den Knorpel ausreichend mit den nötigen Grundsubstanzen zu versorgen, ist auch die Einnahme von Gelatine sinnvoll. Außerordentlich wichtig für einen gesunden und funktionsfähigen Knorpel ist das Trinken von ausreichenden Wassermengen. Eine ausführliche Darstellung der komplementären Arthrose-Therapie finden Sie im Kapitel

»Erwachsene im mittleren Alter zwischen 30 und 60 Jahren« sowie im Abschnitt über »Selbstständige Unternehmer«.

Den Arztbesuch gut vorbereiten

Checkliste steigert Effizienz

Vor allem bei Arthroseverdacht, aber auch bei allen anderen Kniebeschwerden, ist es sinnvoll, wenn Sie den Arztbesuch gut vorbereiten. Umfassende Informationen über Dauer und Krankheitsverlauf geben dem Mediziner wertvolle Hinweise für die Diagnose und die notwendige Therapie.

Nehmen Sie sich ein wenig Zeit und überlegen Sie sich bitte *vor* einem Arztbesuch die Antwort auf folgende Fragen:

Checkliste für den Arztbesuch

Seit wann haben Sie die Beschwerden?

In welcher Situation (Treppensteigen/Sport/nach dem Aufstehen) traten die Beschwerden zum ersten Mal auf?

Wie haben sich die Beschwerden seitdem entwickelt? Kommen sie regelmäßig wieder oder treten sie nur ab und zu auf? Bei welchen Gelegenheiten?

Wie würden Sie die Schmerzen beschreiben: stechend, dumpf, drückend, ziehend?

Ist das Kniegelenk angeschwollen und fühlt sich warm an?

41

Knickt das Knie bei Belastung einfach weg oder schlottert es?

Was haben Sie bislang gegen die Beschwerden getan? Haben Sie seitdem weniger Sport getrieben, das Knie hin und wieder gekühlt, Bandagen angelegt oder Schmerzmittel eingenommen?

Waren Sie schon bei einem anderen Arzt? Welche Behandlung hat er durchgeführt?

Leiden Sie unter anderen Krankheiten? Welche Medikamente nehmen Sie regelmäßig ein?

Welchen Operationen haben Sie sich unterzogen, welche Verletzungen (Knochenbrüche etc.) haben Sie erlitten?

Gibt es in Ihrer Familie und in Ihrem Elternhaus ebenfalls Knieprobleme?

Wie oft sind Sie sportlich aktiv? Welche Sportarten?

Wie ernähren Sie sich? Wie oft essen Sie Fisch, Obst und Gemüse? Wie oft trinken Sie Kaffee und Alkohol? Nehmen Sie Nahrungsergänzungsmittel zu sich? Wenn ja, welche?

Stehen Sie derzeit in Beruf oder Privatleben unter einer besonderen psychischen Belastung?

Den richtigen Arzt finden

Schaffen Sie gute Rahmenbedingungen

Nur mit dem richtigen Arzt werden Sie wieder gesund. Auf der menschlichen Ebene müssen Sie zueinanderpassen, damit Sie offen sind für seine Anregungen und Therapievorschläge. Denn die Genesung hängt zum Großteil von Ihrer eigenen Mitwirkung und Ihrem Engagement ab. Die besten Programme zur Vorbeugung, Ernährung und Rehabilitation helfen nichts, wenn Sie sie nicht selbst umsetzen. Deshalb müssen Sie Ihrem Arzt vertrauen.

Nur mit dem richtigen Arzt werden Sie wieder gesund

Eine wichtige Basis des Vertrauens ist die fachliche Qualifikation des Mediziners. Nur wenn er erwiesenermaßen etwas kann, werden Sie ihm auch gerne zuhören.

Eine wichtige Basis des Vertrauens ist die fachliche Qualifikation des Mediziners

Unter den derzeitigen gesundheitspolitischen Rahmenbedingungen können Sie die Umstände Ihres Arztbesuchs selbst verbessern. Mittlerweile ist es oft so, dass hervorragende Mediziner eine volle Kassensprechstunde haben oder nur noch Privatzahler behandeln. Dennoch ist es leicht möglich, auch diese Spezialisten um ihre Meinung zu fragen. Vereinbaren Sie einfach eine Sprechstunde für Selbstzahler. Die Ausgaben liegen zwischen 30 und 60 Euro für ein ausführliches Gespräch mit dem Experten. Es handelt sich um eine überschaubare Investition, die Sie zugunsten Ihrer Kniegesundheit tätigen sollten.

Diese Überlegungen führen zu der allgemeinen Frage, was jeder einzelne von uns für sein körperliches Wohlbefinden ausgeben will. Vor dem Hintergrund

Wer gesund altern möchte, muss in eine gesunde Lebensführung auch investieren

einer ständig steigenden Lebenserwartung erscheint hier ein Umdenken notwendig: Wer gesund altern möchte, muss in eine gesunde Lebensführung auch investieren. So kann es zum Beispiel die Versorgung mit Vitalstoffen, die dem Körper alle lebenswichtigen Enzyme, Mineralstoffe und Vitamine zuführt und für einen optimalen Stoffwechsel nebst maximaler Leistung des Immunsystems sorgt, nicht zum Nulltarif geben.

Um die Diskussion im richtigen Rahmen zu führen, sollten die persönlichen Ausgaben für die eigene Gesundheit einmal verglichen werden mit den Ausgaben für Alkohol, Zigaretten, DVDs, Urlaubsreisen oder den monatlichen Kosten für ein Auto. Zu bedenken ist, dass der Wagen jederzeit repariert oder gar ersetzt werden kann. Dagegen haben Sie jeweils nur ein linkes und ein rechtes Knie. Wenn diese Gelenke kaputt sind, ist ein Ersatz defekter Teile oder die Reparatur degenerierter Komponenten trotz großer medizinischer Fortschritte nicht im gleichen Maße möglich wie der Austausch von abgefahrenen Reifen.

Leitfragen für die Arztsuche

Bevor Sie überhaupt einen Termin vereinbaren, sollten Sie sich anhand folgender Fragen ein Bild verschaffen:

Ist der Arzt ein ausgewiesener Spezialist auf seinem Gebiet?

Ist der Arzt ein ausgewiesener Spezialist auf seinem Gebiet und behandelt er wenige, ausgesuchte Krankheitsbilder in hoher Fallzahl, die im dreistelligen Bereich pro Jahr liegt? Ein Gegenbeispiel: Rund

80 Prozent aller Kreuzbandrisse werden von Medizinern operiert, die diesen Eingriff pro Jahr weniger als 20-mal vornehmen.

Ist der Arzt Mitglied in Fachverbänden und kann zusätzliche Zertifizierungen vorweisen?

Vielleicht können Sie herausfinden, ob der Arzt Vorträge im In- und Ausland hält oder sein aktuelles Wissen in der Fach- und Publikumspresse veröffentlicht.

Haben Sie dann eine Entscheidung getroffen, gibt der erste Kontakt schon weitere, wichtige Hinweise: Werden Sie von den Arzthelferinnen und dem Mediziner freundlich behandelt?

Wie werden Sie in der Arztpraxis behandelt?

Sitzen Sie dem Spezialisten dann gegenüber, sind folgende Aspekte von großer Bedeutung:

Hört Ihnen der Arzt zu und erhebt er anhand gezielter Nachfragen eine ausführliche Krankheitsgeschichte (Anamnese)? Denn eines sollten Sie immer im Hinterkopf behalten: Ihr Arzt sollte Sie als Mensch behandeln und sich nicht vorrangig für Ihr Röntgenbild interessieren.

Findet er gemeinsam mit Ihnen heraus, welcher Therapieansatz für Sie in Frage kommt?

Erst reden, dann tasten, dann röntgen. Hält sich Ihr Arzt an diese Reihenfolge oder werden Sie gleich von den Arzthelferinnen in den Röntgenraum geschickt?

Redet Ihr Arzt lateinisch oder deutsch mit Ihnen? Ist

er bereit, medizinische Sachverhalte so lange zu erklären, bis Sie sie auch wirklich verstanden haben?

Kann Ihr Arzt verschiedene Möglichkeiten der Behandlung vorschlagen oder kennt er nur einen Ausweg?

Spricht Ihr Arzt offen über die Chancen, aber auch über die Risiken der verschiedenen Vorschläge? Hierbei dürfen auch Hinweise auf Nebenwirkungen von Medikamenten und die Risiken von Operationen nicht fehlen.

Ist Ihr Arzt offen für eine zweite Meinung?

Ist Ihr Arzt offen für eine zweite Meinung? Der seriöse und selbstsichere Mediziner wird Ihnen bei Bedarf vorschlagen, bei einem Fachkollegen eine weitere Stellungnahme einzuholen. Er ist Ihnen sogar auf Nachfrage bei der Suche nach einem anderen Spezialisten behilflich und gibt Ihnen Unterlagen wie Röntgenbilder und seinen Befund (Arztbrief) selbstverständlich mit.

Je nachdem, wie die Antworten auf diese Fragen ausfallen, sollten Sie sich im Zweifelsfall nicht scheuen, sich gegebenenfalls für die Therapie eines anderen Spezialisten zu entscheiden und hier die Behandlung zu einem Erfolg zu führen. Denn schließlich geht es um Ihr Wohlbefinden.

Die Diagnose

Die Bedürfnisse des Patienten stehen im Mittelpunkt

Am Anfang jeder Knie-Untersuchung steht das Wort. Zunächst soll der Patient ausführlich schildern, wann die Beschwerden zum ersten Mal aufgetreten sind, in welcher Situation dies war, wie sich die Schmerzen anfühlen und ob sie sich verändert haben. Zu einem ganzheitlichen Ansatz gehört auch die Frage nach den persönlichen und beruflichen Lebensumständen. Steht der Betroffene unter Stress, kann dies nach Ansicht der Traditionellen Chinesischen Medizin (TCM) zu einer Belastung der Sehnen führen (mehr zu TCM und Kniebeschwerden ab S. 88).

Eine ausführliche Anamnese kann der Patient mithilfe des im Unterkapitel »Checkliste steigert Effizienz« genannten Fragebogens sehr gut selbst vorbereiten. So erfährt der Arzt sehr schnell sehr viel über den bisherigen Krankheitsverlauf, genetische Vorbelastungen sowie die Ernährungs- und Bewegungsgewohnheiten des Betroffenen.

Ganz besonders viel Wert sollte der Mediziner auf die Frage legen: »Wer sitzt mir gegenüber?« Ist es ein sportlich ambitionierter Jugendfußballer, der voller Ungeduld wieder in seiner Mannschaft spielen will? Ist es ein selbstständiger Unternehmer in mittleren Jahren, der täglich Verantwortung für seine Mitarbeiter und den wirtschaftlichen Erfolg seiner Firma tragen muss, oder ein betagter Senior, der möglichst schmerzfrei einen angenehmen vierten Lebensabschnitt erleben will?

Zu einem ganzheitlichen Ansatz gehört auch die Frage nach den persönlichen und beruflichen Lebensumständen

Ganz besonders viel Wert sollte der Mediziner auf die Frage legen: »Wer sitzt mir gegenüber?«

Hier sollte mit dem Patienten eine Vereinbarung getroffen werden. Grundlage ist die Darstellung des medizinisch Machbaren. Der Patient erfährt, was im Rahmen einer Therapie möglich ist und wo die Grenzen liegen. Hierauf aufbauend werden die Ziele der bevorstehenden Behandlung definiert: Sollen nur die Schmerzen reduziert werden oder will ein Hochleistungssportler wieder seine maximale körperliche Belastungsfähigkeit erreichen? Zwischen diesen beiden Polen ist viel Platz für solche Ziele wie Wiedererlangung der beruflichen Leistungsfähigkeit oder die Wiederherstellung der körperlichen Fitness für Freizeitsportler.

Was sind die Ziele der bevorstehenden Behandlung?

Eine Zielvereinbarung schafft Verbindlichkeit für beide Seiten: Der Mediziner kennt die Erwartungshaltung seines Patienten und dieser wiederum weiß, in welchem Maß er sich selbst, zum Beispiel durch Gewichtsreduktion, Ernährungsumstellung oder Ausgleichssport, einbringen muss.

Schauen und fühlen

Weitere Diagnostikschritte: anschauen und fühlen

Die weiteren Diagnostikschritte sind anschauen und fühlen. Der Arzt betrachtet das Knie und beobachtet den Patienten, der vor ihm steht, auf und ab läuft sowie das Knie belastet, indem er in die Hocke geht. So lassen sich erste Hinweise auf Vermeidungsbewegungen gewinnen. Außerdem erkennt der Mediziner Fehlstellungen wie X- oder O-Beine, die dazu führen, dass zum Beispiel bei einer Arthrose bestimmte Gelenkbereiche im Knie besonders betroffen sind.

Beim Abtasten erkennt der Mediziner schmerzhafte Stellen und ihre Umrisse, er kann manchmal abgelöste Knorpelteile lokalisieren und eine innere Anschwellung (Erguss) aufspüren. Die Beweglichkeit des Knies wird getestet: Lässt es sich frei und normal bewegen oder kann man mit dem Knie Bewegungen und Drehungen machen, für die es nicht geschaffen ist? Hinweise auf die Stabilität des Kniegelenks bekommt der untersuchende Arzt, indem er Ober- und Unterschenkel vorsichtig gegeneinander bewegt. Die Stabilität des Knies gibt wichtige Hinweise auf die weiteren Behandlungsschritte.

Beweglichkeit und Stabilität des Knies werden getestet

Bildgebende Verfahren

Verschiedene bildgebende Verfahren ermöglichen eine viel genauere Diagnose.

Ultraschall

Mithilfe des Ultraschalls lassen sich sehr schön zum Beispiel Zysten in der Kniekehle orten, chronische Entzündungen der Kniescheibensehne diagnostizieren und Muskelverletzungen erkennen. Das Verfahren eignet sich zur Ermittlung von Flüssigkeitsansammlungen im Gelenk. Nicht so gut geeignet ist der Ultraschall, wenn man einer Arthrose auf die Spur kommen will.
Da Ultraschall ohne Strahlenbelastung funktioniert, ist diese Methode völlig unschädlich. Sie kann auch beliebig oft ohne weitere Nebenwirkungen angewandt werden.

Wofür sich der Ultraschall eignet

Röntgen

Auf Röntgenbildern lassen sich sehr gut die Form und Struktur von Knochen darstellen. Es ist ein sehr geeignetes Verfahren, um eine Arthrose zu diagnostizieren. Die beste Aussagekraft bekommen Röntgenbilder, die im Stehen gemacht werden. Denn nur unter der natürlichen Belastung geben die Bilder Auskunft über die wahren Zustände im Gelenk. Da Röntgenstrahlen eine körperliche Belastung mit sich bringen, sollten Röntgenbilder nur in medizinisch notwendigen Fällen erstellt werden.

Röntgen – ein sehr geeignetes Verfahren, um eine Arthrose zu diagnostizieren

Kernspintomografie

Hierbei handelt es sich um die Master-Methode der bildgebenden Verfahren. Die mit der Kernspintomografie erzielten Bilder geben den umfassendsten Einblick ins Kniegelenk.

Die Methode basiert auf der Verwendung von starken magnetischen Feldern, kommt also ohne Röntgenstrahlen aus. Die Magnetresonanztomografie wird mit MR oder MRT abgekürzt. Ein anderer Ausdruck für dieses Verfahren ist Kernspintomografie. Häufig wird auch einfach nur von Kernspin gesprochen.

Die Kernspintomografie erzeugt Schnittbilder des Knies, die fantastische Informationen liefern über den Zustand von Meniskus, Knorpel und Bändern. Diese Vorzüge sollten die Nachteile der Methode – für den Arzt hohe Anschaffungskosten der Geräte und für den Patienten längere Untersuchungszeit – in jedem Falle aufwiegen.

Fantastische Informationen über den Zustand von Meniskus, Knorpel und Bändern

50

Arthroskopie

Unter Arthroskopie oder auch Kniespiegelung versteht man die Untersuchung und Behandlung eines Gelenks mittels spezieller, kleiner Instrumente. Die Arthroskopie weist zwei Besonderheiten auf: Zum einen geschehen Diagnostik und Behandlung in einem Arbeitsschritt, zum anderen sind hierfür nur winzige Schnitte am Knie notwendig. Sowohl die Bild-Übertragungsgeräte aus dem Inneren des Knies wie auch die kleinen Instrumente werden jeweils über eine bleistiftdicke Öffnung ins Knie hineingeschoben.

Der Eingriff kann zwischen 20 und 60 Minuten dauern und wird in Vollnarkose oder in Teilbetäubung durchgeführt. Nach Abschluss der Operation werden die kleinen Wunden mit Klammerpflastern verschlossen und eine Kühlmanschette angelegt.

In diagnostischer Hinsicht verschafft die Arthroskopie endgültige Klarheit über den Zustand des Knorpels (Arthrose), des Meniskus sowie der Bänder. Der Arzt hat Kontakt mit dem untersuchten Gewebe und kann mit dem Tasthaken feststellen, ob der Knorpel hart oder weich und wie der Meniskus beschaffen ist. Nur die arthroskopische Untersuchung in Bewegung erlaubt solche Aussagen, während zum Vergleich die Kernspintomografie ausschließlich Bilder zum Betrachten liefert, die nicht im gleichen Maße Aussagen über die Beschaffenheit des Gewebes ermöglichen.

Mehrere Behandlungen sind mithilfe der Arthroskopie möglich:

Gerissene Kreuzbänder und Menisken werden repa-

Bei der Arthroskopie: Diagnostik und Behandlung in einem Arbeitsschritt

51

riert oder einzelne, lose Meniskusteile werden entfernt. Entnommen werden auch freie Knorpelstücke (Gelenkmaus). Außerdem wird im Rahmen der Arthroskopie ein aufgerauter Knorpel wieder geglättet.

Schließlich und endlich eignet sich das arthroskopische Verfahren zum Durchspülen des Knies. Vor allem bei Arthrosepatienten verschafft dies nachweislich Linderung, da unerwünschte Stoffwechselprodukte und Abriebpartikel aus dem Gelenk entfernt werden.

Geeignetes Verfahren zum Durchspülen des Knies

Kinder zwischen sechs und 14 Jahren

Auch ohne Beschwerden: Orthopädische Untersuchungen sind sinnvoll

In den ersten Lebensjahren wird die körperliche Grundlage für die Entwicklung der Haltungs- und Bewegungsorgane gelegt. Daher ist es ratsam, mögliche Erkrankungen rechtzeitig zu erkennen und zu behandeln. Eine verbindliche medizinische Kontrolle der Kinder gibt es hierzulande bis auf die Schuleingangsuntersuchung nicht. In hohem Maß sind die Eltern gefragt, ihre Sprösslinge im Rahmen von Vorsorgeuntersuchungen durchchecken zu lassen. Die U-Untersuchungen beim Kinderarzt geben hierfür einen guten Zeitplan vor und sollten im Interesse der Kinder eingehalten werden.

Mögliche Erkrankungen rechtzeitig erkennen und behandeln

Ergeben sich erste Anzeichen von Auffälligkeiten, sollte ein erfahrener Orthopäde aufgesucht werden. Nur er kann entscheiden, ob sich die vorliegende Besonderheit, wie etwa auffällige X- oder O-Beine, von selbst auswachsen oder ein behandlungsbedürftiges Phänomen sind. Da sich der Anteil der Kinder mit Haltungsschäden in den vergangenen 50 Jahren von 20 auf 40 Prozent verdoppelt hat, ist eine erhöhte Sensibilität der Eltern bei Haltungsfragen ihrer Kinder durchaus angebracht.

Bei Auffälligkeiten einen erfahrenen Orthopäden aufsuchen

53

*Aus orthopä-
discher Sicht sind
mindestens drei
gründliche
Untersuchungen
für Kinder und
Jugendliche
wichtig*

Aus orthopädischer Sicht sind mindestens drei gründliche Untersuchungen für Kinder und Jugendliche wichtig. Da ist zum einen die Schuleintrittsuntersuchung, bei der geprüft wird, ob die Kinder die physische Reife für den Schulbesuch mitbringen und auch körperlich in der Lage sind, längere Zeit auf einem Stuhl zu sitzen. Eine weitere Untersuchung bietet sich zwischen dem 14. und dem 16. Lebensjahr an, wenn die Jugendlichen fast ausgewachsen sind. Hier können ein bislang nicht erkanntes Fehlwachstum oder eine unvollständige Entwicklung der Knochen diagnostiziert und therapiert werden. Schon ab dem sechsten Lebensjahr sollte für sportlich ambitionierte Jungen und Mädchen eine Sporttauglichkeits-Untersuchung auf dem Trainingsplan stehen. Der Orthopäde stellt fest, ob die gewünschte Disziplin mit dem Körperbau des jungen Menschen vereinbar ist. Diese Untersuchungen sollten jährlich wiederholt werden. Hierdurch werden Überlastungsschäden vermieden. Von solchen Schäden sind bei Kindern und Jugendlichen die Wirbelsäule und die Knie am häufigsten betroffen.

Knie-Verletzungen bei Sport und Spiel

Schürfwunden, Prellungen, Verdrehungen

Wenn Kinder herumrennen und sich viel bewegen, ziehen sie sich hin und wieder Verletzungen zu. Das ist völlig normal und gehört zum Reifungsprozess dazu. Wenn die Knirpse auf die Knie fallen, kann es Schürfwunden geben. Oft ist der erste Schreck über diese offene und blutende Verletzung größer, als es die Sache wert ist. Mit etwas Ruhe der Eltern und einigen gezielten Maßnahmen ist das Ganze auch schnell wieder vergessen.

Der Sprechstunden-Tipp

Handelt es sich um eine saubere Wunde, die nicht verschmutzt ist, sollten Sie im wahrsten Sinne des Wortes die Finger davon lassen. An den Händen befinden sich Keime und Erreger, die nicht in die Wunde gelangen dürfen. Die offene Stelle trocknet am besten an der Luft. Danach Pflaster oder luftdurchlässigen Sprühverband drauf – fertig. Bei einer offensichtlich verschmutzten Wunde sind Sie mehr gefordert. Auch hier gilt wieder: Greifen Sie nicht mit den Fingern hinein. Um die Wunde zu säubern, halten Sie die betroffene Stelle unter fließendes Wasser. Anschließend die Wunde mit Desinfektionsmittel abtupfen, an der Luft trocknen lassen, mit einem Pflaster oder einem Verband versehen und ab zum Arzt. Nehmen Sie auf jeden Fall das Impfbuch Ihres Kindes mit. So erkennt der Mediziner, ob der Tetanusschutz noch ausreicht oder eventuell aufgefrischt werden muss.

Die Behandlung offener Wunden

Wenn Sie zum Arzt gehen, wird er auch genau nachschauen, ob sich noch kleine Teilchen in der Wunde befinden. Diese müssen mit einer sterilen Pinzette entfernt werden wegen der Infektionsgefahr und weil sie ansonsten hässliche Narben verursachen

können. Je nachdem, wie tief die Stückchen einge-
drungen sind, wird der Arzt die Wunde mit einer ört-
lichen Narkose schmerzunempfindlich machen.

Den Heilungsprozess der Schürfwunde sollten Sie
im Auge behalten. Hier genügt ein kurzer Blick aufs
Knie. Ist die Wunde trocken und mit einer Kruste
überzogen, ist alles in Ordnung. Klagt Ihr Kind allerdings über Schmerzen und tritt eine gelbliche Flüssigkeit aus, sind das Anzeichen für eine Infektion. Ein
Arztbesuch hilft weiter.

Bei Prellungen hilft P-E-C-H

Durch einen stumpfen Schlag aufs Knie – etwa beim
Fußballspielen, beim Raufen oder durch einen Sturz
– kann es zu Prellungen des Knies kommen. Im
Gegensatz zur Schürfwunde ist bei einer Prellung die
Haut noch intakt. Die Verletzung findet sich ein paar
Schichten darunter. Hier sind durch die stumpfe
Gewalteinwirkung Blutgefäße geplatzt, es kommt zu
einem Bluterguss. Die P-E-C-H-Formel sowie Magerquark-Umschläge (siehe Seite 32) sind hier die Mittel der Wahl. Sollte sich das Knie jedoch mit Flüssigkeit gefüllt haben, was zu einer Schwellung oberhalb
der Kniescheibe führt, ist dies ein ernstes Alarmzeichen. Der Arztbesuch ist dann unumgänglich.

Bei Prellungen wird das unter der Haut liegende Gewebe verletzt

Verdrehungen

Es ist immer wieder erstaunlich, wie beweglich Kinder sind, alles ist einfach viel flexibler als in späteren
Jahren. So passiert auch häufig nichts, wenn sich Jungen und Mädchen die Knie verdrehen. Das Gewebe

gibt einfach nach. Selten stößt es an seine Grenzen. Dann kann es aber passieren, dass sich die Kinder einen Kreuzbandriss zuziehen. Weil die Kreuzbänder in dieser Wachstumsphase aber stärker sind als die Knochen, gibt es eine Besonderheit: Die Kreuzbänder selbst reißen gar nicht, sondern es wird aus dem Knochen ein Teil herausgesprengt, an dem das Band befestigt ist.

Das klingt zwar dramatisch, hat für den jungen Patienten aber einen großen Vorteil. Wird das herausgelöste Knochenstück wieder an seinem ursprünglichen Ort durch Schräubchen oder kleine Stifte befestigt, heilen die beiden Teile schneller wieder zusammen, als es gerissene Bänder tun. Nach dem arthroskopischen Eingriff tragen die jungen Patienten eine Orthese. Diese bewegliche Gelenkschiene stützt das Knie ab und erlaubt Bewegungen. Die Behandlung des Kreuzbandrisses bei jungen Patienten darf nicht auf die lange Bank geschoben werden. Nur eine bestimmte Zeit lang kann das abgelöste Knochenstück wieder befestigt werden, ansonsten verliert es seine Vitalität. Außerdem besteht die Gefahr, dass es durch Bewegungen des Kniegelenks verformt wird und nicht mehr an seinen Platz passt.

Die Behandlung des Kreuzbandrisses bei jungen Patienten darf nicht auf die lange Bank geschoben werden

X- und O-Beine: Fertigungstoleranz beim Menschen

Kein Mensch ist wie der andere und nur die wenigsten von uns entsprechen dem von den Medien vorgegebenen Schönheitsideal. Es gibt zahlreiche Besonderheiten wie große Ohren, markante Nasen und lange Arme. In den allermeisten Fällen zählen auch die X- und O-Beine dazu. Relativ selten sind sie ein echtes medizinisches Problem.

Relativ selten sind X- und O-Beine ein echtes medizinisches Problem

Die O-Beine, mit denen Säuglinge zur Welt kommen, wachsen sich recht schnell aus und wandeln sich zu leichten X-Beinen, wenn die Kleinkinder das Gehen erlernen. Behindert werden kann dieser Prozess durch eine bei uns selten vorkommende Skeletterkrankung des Babys wie Rachitis. Hier führt ein Mangel an Vitamin D zu Knochenerweichung und einer Verbiegung der Beine. Auch können Verletzungen oder Erkrankungen der Wachstumsfuge zu O- und X-Beinen führen. X-Beine werden ferner durch einen Knick-Senkfuß sowie Kinderlähmung verursacht.

Übergewicht fördert eine Verformung der Beine

In jüngster Zeit ist eine weitere Ursache hinzugekommen: das Übergewicht. Wenn Kinder zu viele Kilos auf die Waage bringen, leidet ihr Stützapparat. Zu dicke Oberschenkel drücken auf die Knie und Sprunggelenke und fördern die Verformung der Beine.

Dicke Kinder – wie Erwachsene übrigens auch – weisen meist eine Besonderheit auf. Trotz ihrer vielen Pfunde leiden sie unter einem Mangel. Sie nehmen meist viel zu wenig wertvolle Vitalstoffe (Vitamine, Enzyme, Mineralstoffe) zu sich. Obwohl diese Menschen dick sind, ist ihr Gewebe unzureichend versorgt und ihr Stoffwechsel funktioniert nicht richtig. Auch kann eine bislang unentdeckte Unverträglichkeit gegenüber bestimmten Nahrungsmitteln dazu führen, dass Menschen übergewichtig werden. Mehr zum Thema übergewichtige Kinder und Jugendliche gibt es im nächsten Kapitel. Alles zur optimalen Vitalstoffversorgung ab Seite 154.

Bei Einseitigkeit am besten zum Arzt

Die X- und O-Beine, mit denen Kinder herumlaufen, sollten Eltern keinen Kummer bereiten. Viele von ihnen gehören zum Wachstumsprozess einfach hinzu und spielen später keine große Rolle mehr. Grund zur Sorge besteht nur bei einer Einseitigkeit, wenn also nur ein Bein betroffen ist. Etwas zugespitzt formuliert, lautet hier der Hinweis an die Eltern: Hat Ihr Kind ein gerades und ein krummes Bein, herrscht Alarmstufe rot. Mögliche Ursachen können zum Beispiel eine angeborene Ausrenkung der Hüfte (Hüftluxation) oder eine Störung der Knochenbildung beziehungsweise des Knochenwachstums (Dysostose) sein. Diese Ursachen verschwinden nicht von selbst, die Fehlstellung bleibt und ein Arztbesuch ist in solchen Fällen dringend notwendig.

Die Natur hat eine gewisse Fertigungstoleranz beim Menschen vorgesehen. Sie beträgt bei X- und O-Beinen die Breite von zwei Fingern. Passen in den Spalt zwischen den Knien mehr als zwei Finger hinein, sollte man das Kind mit seinen O-Beinen einmal dem Orthopäden vorstellen. Das Gleiche gilt für X-Beine, deren Spalt zwischen den Knöcheln ebenfalls mehr Platz als für zwei Finger lässt.

In diesen Fällen handelt es sich möglicherweise um mehr als nur ein optisches Problem. Ist die Beinach-

Die X- und O-Beine, mit denen Kinder herumlaufen, sollten Eltern keinen Kummer bereiten se zu stark aus dem Lot geraten, wird nämlich das Kniegelenk nicht gleichmäßig belastet. Das kann in späteren Jahren zu einer Arthrose führen.

Grundsätzlich sollten alle Eingriffe erst nach einer gründlichen Diagnose vorgenommen werden

Grundsätzlich sollten alle Eingriffe erst nach einer gründlichen Diagnose vorgenommen werden. Außerdem sollte wirklich sehr genau abgewogen werden, ob damit eine später drohende Arthrose verhindert werden soll oder es sich nicht doch um einen Eingriff handelt, der dem Bereich der kosmetischen Chirurgie zuzuordnen ist. Die Korrekturoperation, auch Umstellungsosteotomie genannt, ist relativ aufwendig.

Morbus Osgood-Schlatter: Wenn die Wachstumszone gereizt ist

Bei zu viel Bewegung kann es zum Morbus Osgood-Schlatter kommen

Entweder durch zu intensives Training im Sportverein oder weil die Kinder nachmittags zu viel draußen herumrennen und toben, kann es zu einer Erkrankung des Knies kommen, die auf den medizinischen Namen Morbus Osgood-Schlatter hört. Auffallend ist, dass sich die Betroffenen oft auf harten Böden wie Straßen und Gehwegen oder den Hartplätzen in Sportstadien bewegt haben. Das Herumtollen auf einem weicheren Untergrund wie Rasenflächen oder Turnhallenböden verursacht offenbar seltener einen Morbus Osgood-Schlatter.

Der Name der Erkrankung hat übrigens nichts mit dem wankenden Körpergang der Patienten, sondern mit den Entdeckern des Phänomens zu tun. Der amerikanische Orthopäde und Chirurg Robert B.

Osgood und der Schweizer Mediziner Carl Schlatter veröffentlichten Berichte über das Phänomen zu Beginn des vorigen Jahrhunderts.

Bei Morbus Osgood-Schlatter ist der junge Körper Belastungen ausgesetzt, denen er noch nicht standhalten kann. Dabei kommt es zu einer Reizung des Schienbeins in der Wachstumszone, und zwar an jener Stelle, wo die Kniescheibensehne ansetzt. Die Überreizung kann sogar dazu führen, dass sich Knochenstücke aus dem Schienbein lösen und absterben. Jungen zwischen zehn und 16 Jahren sind von Morbus Osgood-Schlatter am häufigsten betroffen. Schmerzen verspüren die Betroffenen bei Belastung, wenn sie den Oberschenkel anspannen oder wenn auf den Schienbeinansatz unterhalb der Kniescheibe gedrückt wird. Bei körperlicher Ruhe geht es den Patienten besser.

Bei Morbus Osgood-Schlatter ist der junge Körper Belastungen ausgesetzt, denen er noch nicht standhalten kann

Erste Hilfe: Abwarten und gut zureden

Als erste Selbsthilfe können Eltern vier Dinge tun: abwarten, beobachten, ihren Kindern ruhige Tätigkeiten verschreiben und ihnen gut zureden. Denn die Eltern haben die Statistik auf ihrer Seite: Die meisten Fälle von Morbus Osgood-Schlatter heilen von ganz alleine aus, wenn das Knie geschont wird. Wie Therapeuten bewegungshungrige Kinder zur Ruhe bringen, ist im nächsten Abschnitt »Selbstmanagement lernen« (Seite 62) kurz angerissen.

Nach spätestens sechs Wochen sollte dann aber alles wieder im Lot sein. Ansonsten gilt es, die Beschwerden der Kinder ernst zu nehmen. Jetzt ist

Die meisten Fälle von Morbus Osgood-Schlatter heilen von ganz alleine aus, wenn das Knie geschont wird

der Zeitpunkt gekommen, einen Sportarzt oder Orthopäden aufzusuchen. Mithilfe von Röntgenaufnahmen oder der Magnetresonanztomografie verschafft sich der Spezialist Klarheit. Die bildgebenden Verfahren müssen eingesetzt werden, um andere Knochenerkrankungen wie seltene, bösartige Tumore auszuschließen. Auch der Arzt wird in erster Linie einen Verzicht auf sportliche Aktivitäten (Sportkarenz) von sechs bis zwölf Wochen verschreiben.

Verzicht auf sportliche Aktivitäten

Selbstmanagement lernen: Das Kind hilft sich selbst

Nun ist es für den Mediziner sehr einfach, Kindern mit starkem Bewegungsdrang Sportkarenz zu verschreiben. Viel schwieriger wird es für die Eltern sein, diese zu Hause umzusetzen. Interdisziplinär arbeitende Arztpraxen greifen in solchen Fällen auf die professionelle Hilfe von Kinder- und Jugendlichenpsychotherapeuten zurück, die mithilfe von Kurzzeit-Interventionen beeindruckende Erfolge erzielen.

Die Selbstverantwortung des Kindes für seinen eigenen Körper und seine Erkrankung stärken

Grundsätzlich geht es darum, die Selbstverantwortung des Kindes für seinen eigenen Körper und seine Erkrankung zu stärken. Dies ist auch bei ABC-Schützen und sogar bei noch jüngeren Kindern möglich. Diese Vorgehensweise hat das Kind im Fokus und weniger den Arzt oder die Eltern. Das Verfahren kombiniert Elemente der Verhaltenstherapie und der Hypno-Therapie. Die Eltern werden bei diesem Verfahren als Co-Therapeuten angesehen, die ihr Kind an seine eigene Verantwortung bei Bedarf erinnern sollen.

Wenn ein Kind zum Beispiel besonders Rennautos mag, bietet es sich bei der Therapie an, passende Vergleiche zur Situation des Kindes zu finden. Ganz spielerisch kommt der junge Klient darauf, dass auch ein Formel-1-Flitzer regelmäßig in die Boxengasse fährt und neue Reifen bekommt. Und die Kinder wissen auch, was passiert, wenn der Boxenstopp unterbleibt: Der Wagen geht kaputt. Damit dies nicht passiert, erlernen die Kinder Anzeichen für eine nötige Pause zu erkennen und diese Auszeit angenehm zu gestalten. Vielleicht ist der Boxen-stopp ja auch eine gute Gelegenheit, eine ganz andere, knieschonendere Sportart (Schwimmen, Reiten etc.) zu lernen.

Anzeichen für eine nötige Pause erkennen lernen

Osteochondrosis dissecans (OD): Der Knochen wird nicht mehr durchblutet

Neben Morbus Osgood-Schlatter gibt es eine zwei-te Erkrankung, die bei körperlich aktiven Kindern vorkommen kann. Es handelt sich um eine Vitali-tätsstörung im Kniegelenk (Osteochondrosis disse-cans, OD).

Im Laufe dieser Störung wird der gelenknahe Teil des Knochens nicht mehr ausreichend durchblutet. Dies führt dazu, dass der darüberliegende Knorpel nach und nach abstirbt. Im weiteren Verlauf können sich sogar einzelne Knorpelstücke lösen. Diese abgelös-ten Teile werden Gelenkmaus genannt.

Warum der Knochen plötzlich nicht mehr ausreichend versorgt wird und es zu der Vitalitätsstörung kommt, ist noch weitgehend unklar. Man geht davon aus, dass ein Zusammenhang mit sportlichen Überlastungen besteht. Von den Beschwerden können auch beide Knie betroffen sein.

Zu Beginn der Erkrankung merkt der Betroffene eigentlich nichts

Zu Beginn der Erkrankung merkt der Betroffene eigentlich nichts. Erst im weiteren Verlauf meldet sich das betroffene Knie und verursacht Schmerzen, wenn es belastet wird. Der sich ablösende Knorpel kann zu Schleimhautentzündungen und inneren Anschwellungen (Erguss) führen. Wenn sich ein Knorpelstück gelöst hat und sich diese Gelenkmaus einklemmt, tut's richtig weh. Das Knie ist blockiert. Es lässt sich nicht mehr komplett strecken und beugen.

Spätestens bei Blockierung des Knies zum Arzt

Spätestens jetzt ist der Gang zum Arzt absolut notwendig. Zum einen wegen der andauernden Schmerzen durch die Blockaden, zum anderen wegen der drohenden Folgeschäden. Die Gelenkmaus hat zwar einen harmlos klingenden Namen. Wenn sie jedoch auf dem gesunden Knorpel reibt, macht sie diesen kaputt. Die Grundlage für eine Arthrose (Gelenkverschleiß) wäre damit in frühen Jahren gelegt.

Genau wie bei Morbus Osgood-Schlatter wird der Orthopäde versuchen, andere schlimmere Erkrankungen auszuschließen. Hierfür sind die bildgebenden Verfahren (Röntgen und Kernspintomografie, siehe Seite 50) sehr hilfreich. Eine abgelöste Gelenkmaus kann der erfahrene Arzt manchmal auch ertasten. Den allerbesten Überblick kann sich der Mediziner mithilfe der Arthroskopie verschaffen. Bei der Schlüsselloch-Chirurgie erfolgen die Diagnose und die rekonstruierenden Maßnahmen in einem Arbeitsgang.

Spontane Heilung bei jungen Kindern wahrscheinlich

Eine nichtoperative Therapie kann natürlich nur versucht werden, solange sich keine Gelenkmaus gebildet hat. Weil man davon ausgeht, dass die Vitalitätsstörung durch eine körperliche Überlastung ausgelöst wurde, empfehlen Mediziner in der Regel zunächst eine längere Sportkarenz. Bis zu drei Monaten Pause können hier notwendig sein. Wie sich dies in der Praxis mit den Kindern umsetzen lässt, ist in dem vorherigen Abschnitt »Selbstmanagement lernen« kurz beschrieben. Möglicherweise wird man diese Strategie auch einsetzen müssen, um die Kinder und Jugendlichen dazu zu bewegen, ihre Kniegelenke mithilfe von Unterarmgehstöcken zu entlasten. Diese Entlastung trägt auch stark zum Heilungserfolg bei.

Längere Sportkarenz

Je jünger die betroffenen Kinder sind, umso größer ist die Wahrscheinlichkeit einer Spontanheilung. Im Zuge der konservativen Therapie ist es auf jeden Fall einen Versuch wert, das betroffene Knie einem starken Magnetfeld auszusetzen.

Je jünger die betroffenen Kinder sind, umso größer ist die Wahrscheinlichkeit einer Spontanheilung

Sofern eine Spontanheilung ausbleibt und die Erkrankung schon weiter fortgeschritten ist, gibt es mehrere Möglichkeiten der operativen Therapie. Hat sich das Knorpelstück noch nicht gelöst, wird

Mehrere Möglichkeiten der operativen Therapie

der kranke Knochen von hinten mit einem dünnen Bohrer angebohrt. So versucht man, das kranke Gewebe zu revitalisieren. Ist die Gelenkmaus bereits im Knie unterwegs und noch nicht verformt, wird der Operateur das Knorpelstück wieder an seinem ursprünglichen Platz befestigen. Ist mit der Gelenkmaus nichts mehr anzufangen, wird das kaputte Stück zunächst entfernt, ehe die Rekonstruktion der defekten Knorpelstelle ansteht. Zwei Möglichkeiten seien hier erwähnt, die ab Seite 162 ausführlicher beschrieben werden: das Einpflanzen von zuvor gezüchtetem körpereigenem Knorpel und die Microfracture-Methode.

In allen Fällen sollen die Kinder nach dem Eingriff ihre Knie entlasten, weshalb sie in den ersten sechs Wochen nach der Operation Gehstöcke benutzen müssen.

Baker-Zyste: Das Hühnerei in der Kniekehle

Ganz ohne äußere Ursache können sich bei Jungen und Mädchen in der Kniekehle Zysten bilden

Ganz ohne äußere Ursache können sich bei Jungen und Mädchen in der Kniekehle Zysten bilden. Benannt werden sie nach dem englischen Chirurgen William M. Baker, der das Phänomen erstmals im 19. Jahrhundert beschrieben hatte. Die Baker-Zyste entsteht, wenn das Knie zu viel Gelenkflüssigkeit produziert. Bei Kindern ist diese Neigung meist angeboren, in späteren Jahren sind es Verschleißerscheinungen des Meniskus und des Knorpels, die zu einer erhöhten Flüssigkeitsproduktion führen.

Die Baker-Zysten können ziemlich groß werden und auch schon bei Kindern einem Hühnerei ähneln. So ein Ei in der Kniekehle schränkt natürlich die Bewegungsfähigkeit ein, speziell beim Beugen klemmt es dann.

Während sich größere Ausstülpungen durch den Arzt relativ leicht diagnostizieren lassen, wird der Mediziner bei kleineren Varianten zur genauen Diagnose auf Ultraschall oder die Kernspintomografie setzen.

Meist wird der Arzt die Zyste durch Punktieren wieder entleeren. Eine andere Möglichkeit besteht darin, die Zyste ganz zu entfernen. Hierzu wird die Zyste zunächst freigelegt, ehe ihr Verbindungskanal zur Gelenkkapsel abgebunden wird. Anschließend kann der kleine Gewebesack abgetrennt werden.

Behandlung der Baker-Zyste

Nicht immer führt eine Entfernung der Baker-Zyste zu einem dauerhaften Erfolg. Das Rückfallrisiko ist im Vergleich zu anderen operativen Eingriffen relativ hoch: In 10 bis 20 Prozent aller Fälle bildet sich die Zyste nach einiger Zeit wieder aus. Warum es gerade bei Kindern zu den Rückfällen kommt, ist noch weitgehend unbekannt.

Dies lässt sich bei Erwachsenen leichter erklären: Hier führen entweder eine Arthrose oder ein geschädigter Meniskus zu der vermehrten Bildung von Gelenkflüssigkeit. Die Behandlung einer Baker-Zyste sollte bei Erwachsenen also immer auch die Therapie der Ursachen – also die angegriffene Knorpelschicht oder der lädierte Meniskus – beinhalten.

Übergewichtige Kinder und Jugendliche

Sie essen zu viel und bewegen sich zu wenig

Es gibt einen traurigen Trend in Deutschland, der auch in der Knie-Sprechstunde zu beobachten ist: Immer mehr Kinder und Jugendliche werden immer dicker. Mittlerweile überschreitet rund ein Drittel aller Schulkinder das Idealgewicht deutlich. Unsere Kinder essen zu viel, das Falsche und bewegen sich zu wenig. Der Überfluss an Kalorien geht einher mit einem Mangel an wertvollen Vitalstoffen, die für ein gesundes Wachstum unerlässlich sind.

Die körperlichen, seelischen und intellektuellen Folgen sind gravierend. So ist der Anteil der Kinder mit Haltungsschäden in den letzten 50 Jahren von 20 auf 40 Prozent gestiegen. Diese Entwicklung setzt sich leider fort. In emotionaler Hinsicht wirkt sich das Übergewicht ebenfalls negativ aus, denn dicke Kinder leiden häufig unter einem mangelnden Selbstwertgefühl. Wer als Moppel daherkommt, zieht leicht den Spott von Mitschülern auf sich. Und die Konsequenzen für die geistige Leistungsfähigkeit sind ebenso klar: Es gibt einen nachgewiesenen Zusammenhang zwischen körperlicher Aktivität und dem Wachstum von Nervenzellen im Gehirn. Die

Die körperlichen, seelischen und intellektuellen Folgen von Übergewicht sind gravierend

körperliche Passivität führt bei den bewegungsarmen Kids häufig zu schlechteren schulischen Leistungen. Die Ursache hierfür liegt in dem Zusammenhang zwischen Körperwahrnehmung und geistigen Fähigkeiten. Wer seinen eigenen Körper nicht richtig spürt und kein Gefühl dafür hat, welche Ausmaße er einnimmt, hat ein gestörtes Raum-Lage-Empfinden. Doch genau dieses ist zum Beispiel fürs Lesen, Schreiben und Rechnen unerhört wichtig. Mit anderen Worten: Bewegungsmuffel stolpern nicht nur über den Sportplatz, sondern haben häufig auch in Zahlenräumen und Texten Orientierungsprobleme.

»Bewegungs-muffel« zeigen auch häufig schlechtere schulische Leistungen

An den Stuhl gefesselt

Vor 30 Jahren haben sich Kinder jeden Tag im Durchschnitt noch drei bis vier Stunden bewegt. Heute dagegen ist Stillsitzen angesagt: vormittags in der Schule, in der häufig der Sportunterricht ausfällt, und nachmittags zu Hause bei den Hausaufgaben und dann vor dem Fernseher oder dem Computer.

Wer sich zu wenig bewegt, wird schnell zu dick

Wer sich zu wenig bewegt, wird schnell zu dick. So einfach ist das. Die Folgen für die Knie sind ebenso klar: Erstmals wurde kürzlich in einer italienischen Studie nachgewiesen, dass Übergewicht ein Auslöser für Arthrose ist. Doch nicht nur die späteren Verschleißerkrankungen sind durchs Übergewicht programmiert. Weil Bewegungsmuffel, übergewichtig oder nicht, auch über eine mangelnde Koordinationsfähigkeit verfügen, ist ihr Unfall- und Verletzungsrisiko viel höher als das von agilen Zeitgenossen.

Für das Übergewicht gibt es Gründe, die auf der Hand liegen, und solche, die versteckt wirken.

Zunächst zu den offensichtlichen Ursachen: Die Kinder stopfen im Laufe eines Tages einfach zu viele Kalorien in sich hinein: Neben den Hauptmahlzeiten geht immer noch etwas, sei es der Schokoriegel zwischendurch oder das gesüßte »Erfrischungsgetränk«. Die Nahrung ist zu salzig, zu süß und zu fett.

Knochen verlieren an Härte

Dies hat auch ernste Folgen für die Kniegesundheit. So kann seit einigen Jahren bei jugendlichen Sportlern, die sich einer Operation unterziehen müssen, folgender Trend beobachtet werden: Ihre Knochen werden immer weicher, das chirurgische Gerät gleitet viel leichter hindurch als in früheren Jahren. Das Phänomen der Knochenerweichung ist unter dem Namen Osteoporose bestens bekannt und wird landläufig vor allem Frauen jenseits der Wechseljahre zugeschrieben. Warum die Jugend jetzt hier »aufholt«, ist leicht zu erklären. Das Phosphat, das in Erfrischungsgetränken wie Cola oder Fanta enthalten ist, sorgt bei der Aufnahme in großen Mengen für eine Entkalkung der Knochen und macht sie weicher. Auch ein anderer Nahrungsbestandteil entzieht dem Körper wichtige Vitalstoffe: Zucker. Er ist in beinahe jedem Fertig- oder Halbfertigprodukt enthalten. Im Durchschnitt nimmt jeder Deutsche pro Jahr rund 35

Knochen werden bei vielen Kindern und Jugendlichen immer weicher – ernste Folgen auch für die Knie-Gesundheit

Kilo reinen Zucker zu sich. Zu viel für den Organismus, der für die Verarbeitung des süßen Stoffs jene Vitalstoffe bereitstellen muss, die an anderer Stelle des Stoffwechsels viel dringender gebraucht werden. Diabetes Typ II ist heute eine Volkskrankheit und immer mehr Kinder und Jugendliche gehören mittlerweile zu den Patienten. Ein weiterer Vitalstoffräuber gelangt über das Rauchen in den Körper. Nikotin übersäuert massiv und verzehrt in großen Mengen wertvolle Vitamine.

Versteckte Nahrungsmittelunverträglichkeiten

Weitere Ursache für Übergewicht – nicht entdeckte Nahrungsmittelunverträglichkeiten

Es gibt eine weitere Ursache für das Übergewicht: Oftmals ist eine nicht entdeckte Unverträglichkeit gegenüber bestimmten Nahrungsmitteln der eigentliche Grund. Verträgt ein Körper bestimmte Produkte nicht und muss sich aber dennoch mit ihnen beschäftigen, wird der Stoffwechsel massiv gestört. Das Problem: Oft ist den Betroffenen der Zusammenhang zwischen dem, was sie essen, und den negativen körperlichen Folgen nicht bewusst. Das hängt damit zusammen, dass bis zu 72 Stunden vergehen, ehe sich im Körper die Unverträglichkeitsreaktionen zeigen. Dann denkt niemand mehr an die Pommes frites oder das Brötchen vom Vortag. Außerdem fehlen erkennbare Anzeichen wie Durchfall oder Ausschlag.

Erste Hinweise, was dem Betroffenen auf den Magen schlägt, erhält man mit einer Screening-Untersuchung aus dem Blut, wie sie das Ärztliche Gesundheitszentrum energyfarm durchführt (siehe Adressteil). Die genaue Ermittlung, welche Nahrungsmittelsorten nicht vertragen werden, erfolgt mit weiteren Spezialtests. Anhand der Ergebnisse wird ein maßgeschneiderter Ernährungsplan erstellt. Natürlich müssen bestimmte Dinge vom Speiseplan gestrichen werden – doch nicht der Verzicht steht im Vordergrund, sondern wie lecker und gesund der Ersatz z. B. mit Haferbrei, Sojaprodukten oder Kokosmilch sein kann. Ist die Nahrungsmittelunverträglichkeit beseitigt, passiert mit den Betroffenen etwas Erstaunliches. Sie können sich satt essen und nehmen ab. Weitere Hinweise zur kniegesunden Ernährung finden Sie im Kapitel »Erwachsene zwischen 30 und 60«.

Tests auf Nahrungsmittelunverträglichkeiten

Abnehmen mit einem maßgeschneiderten Ernährungsplan

Schaffen Sie feste Essplätze

Eine kniegesunde Ernährung hat neben der Auswahl der richtigen Speisen auch viel damit zu tun, in welchem Rahmen diese eingenommen werden. Die Esskultur in den Familien hat in den vergangenen Jahren erheblich gelitten. Es wird immer beliebter, sich die Speisen von außerhalb zu organisieren, sei es durch die Bestellung beim Pizza-Service oder durch häufiges Essengehen – nicht selten in Fast-Food-Restaurants. Kinder und Jugendliche erleben gar nicht mehr, dass Ernährung auch etwas mit Arbeit und Anstrengung zu tun hat, die sehr befriedigend sein können.

Das beginnt schon bei der Auswahl der Speisen. Es

kann viel Spaß machen, seine eingefahrenen Ernährungsgewohnheiten zu verlassen und Neues auszuprobieren. Das Angebot an optisch sehr ansprechenden Kochbüchern ist mittlerweile riesig und auch viele Zeitschriften warten regelmäßig mit neuen Vorschlägen auf.

Richten Sie es doch einmal so ein, dass der Einkauf der Speisen nicht kurz vor Ladenschluss in größter Hektik erfolgt, sondern gehen Sie mit Ihrer Familie einmal auf den Wochenmarkt. Das Schlendern an einem sonnigen Samstag von Stand zu Stand schult die Sinne und macht neugierig. Lassen Sie auch Ihre Kinder mitbestimmen, was gekauft wird. Vielleicht bekommen Ihre Sprösslinge ja Lust auf eine Gemüsesorte, die bislang auf Ihrem Speiseplan ein Schattendasein geführt hat.

Lassen Sie Ihre Kinder mitbestimmen, welche Lebensmittel gekauft werden

Das Wochenende bietet sich auch an, die Zubereitung neuer Rezepte auszuprobieren. Machen Sie hieraus ein kleines Erlebnis und kochen Sie gemeinsam. So erleben und lernen Ihre Kinder, wie so etwas funktioniert. Wenn Sie dann die Ernte einfahren und an einem schön gedeckten Tisch mit viel Zeit zum Essen und Reden Ihr neues Gericht genießen, hat das eine starke Vorbildfunktion für Ihre Kinder. Vielleicht möchten sie ja dann beim nächsten Mal ein Rezept ganz allein ausprobieren.

Gesundes Essen zubereiten und genießen

Natürlich sind das Idealvorstellungen. In den Alltag lässt sich das nicht immer problemlos integrieren. Wichtig jedoch ist die Tatsache, dass Kinder erleben, dass man sich um die Zubereitung von Essen selbst kümmert, es Spaß machen kann und zudem noch gut schmeckt. Die gemeinsame Einnahme von

Mahlzeiten – morgens und abends, eventuell auch noch mittags – schafft eine feste Struktur und gibt den Kindern neben einer gesunden Ernährung auch emotionalen Halt. Auf diese Weise haben sie das Gefühl, dass sie versorgt werden.

Sorgen Sie für Bewegung

Übergewichtige Kinder sind eine paradoxe Erscheinung, denn die meisten Kids wollen toben, sich ausprobieren, raufen, spielen und rennen. Mit Übergewicht sind sie dabei behindert. Bewegung ist ein natürliches Bedürfnis von Kindern und es ist ziemlich einfach, diesem Bedürfnis wieder zu seinem Recht zu verhelfen.

Wie so oft ist die Vorbildfunktion der Eltern ungeheuer wichtig. Wer für jede kleinere Fahrt ins Auto statt aufs Fahrrad steigt, braucht sich über seine Kinder nicht zu wundern, die am liebsten vom »Taxi Mama« in die Schule gebracht werden wollen. Bewegung in den Alltag zu integrieren ist sehr einfach und extrem wirkungsvoll. Hier ein paar Anregungen:

Die Vorbildfunktion der Eltern

1. Warten Sie mit Ihren Kindern nicht auf den Aufzug, sondern steigen Sie die Treppen hoch – und wieder runter. Sie werden erstaunt sein, wie sich auch Ihre Fitness verbessert.
2. Lassen Sie, sooft es geht, das Auto stehen – laufen Sie lieber oder benutzen Sie das Fahrrad. Wenn Ihr Kind die Strecke mit Inlineskates zurücklegen möchte – prima!

3. Stichwort Schulweg: Vor der Einschulung sollten Sie sich einen sicheren Schulweg überlegen, getreu dem Motto: Lieber ein bisschen länger, dafür aber sicherer. Umgehen Sie kritische Verkehrssituationen und üben Sie den Weg gemeinsam mit Ihrem Kind gut ein. Am besten geht das, wenn Sie die Strecke ein paar Mal gemeinsam zurücklegen und Sie das richtige Verhalten erklären. Den Schulweg sollten die Kids aus eigener Kraft und nicht mithilfe des elterlichen Autos zurücklegen.

Bewegung in den Alltag integrieren

4. Vor allem Kinder im Grundschulalter können durch gemeinsame Aktivitäten leicht angespornt werden. Wie viele Schritte sind's bis zum Gemüsehändler? Wer kann an der roten Ampel am längsten auf einem Bein stehen?

5. Planen Sie pro Woche mindestens einen »Action«-Tag mit Ihrer Familie ein: Fahrradausflüge, Eislaufen oder ein Besuch im neu eröffneten Spaß-Bad sind hier mögliche Ideen.

6. Zeigen Sie Ihren Kindern, wie normal ein kleines gymnastisches Abendprogramm im Wohnzimmer sein kann. Lassen Sie die Schultern und Arme kreisen, lockern Sie Ihren Rücken und kräftigen Sie Ihren Bizeps. Es muss nicht immer der stundenlange Aufenthalt im nächsten Fitnessstudio sein, der Bewegung in den Alltag bringt.

7. Und wenn wir schon vom Abendprogramm sprechen: Lassen Sie doch mal die Fernbedienung links liegen und gehen Sie für jedes Umschalten zum Fernseher.

8. Finden Sie die Lieblingssportart Ihres Kindes heraus und regen Ihren Sprössling an, diese Disziplin in einem Verein zu betreiben. Überzeugen Sie sich vorab, dass in dem ausgewählten Club nicht nur die pure Leistung, sondern der Spaß an der Bewegung im Vordergrund steht. Wenn ein Verein ungeeignet erscheint: Mittlerweile gibt es in vielen Schulen auch Nachmittag-AGs mit einem breiten Angebot, umsonst sind sie außerdem.

Möglichkeiten, Ihr Kind – und sich – zur Bewegung zu verlocken

9. Hunde sorgen für Bewegung. Wenn Sie das geeignete Umfeld haben und genügend Zeit und Interesse für einen Hund aufbringen können, kaufen Sie Ihrem Kind – und sich – einen Vierbeiner. Der muss mindestens zweimal täglich an die frische Luft. Führen Sie Bello mit Ihrem Kind Gassi. Wählen Sie auch mal eine längere Strecke und nicht nur das kurze Pflichtprogramm um den Häuserblock. Erhöhen Sie zwischendurch ruhig mal das Tempo – Ihr Kind, Ihr Hund und Ihr Kreislauf danken es Ihnen.

10. Arbeiten Sie mit »Verstärkern«: Für jede halbe Stunde zusätzliche Bewegung darf Ihr Kind weitere 15 Minuten vor der Mattscheibe hocken oder ran an die Playstation.

Mädchen in der Pubertät und junge Frauen

Die Besonderheiten des weiblichen Körpers

Es gibt ihn doch, den Unterschied der Geschlechter – die Biologie und die Erfahrungen in der Knie-Sprechstunde sprechen jedenfalls dafür … Mädchen in der Pubertät und junge Frauen haben ganz spezifische Kniebeschwerden, von denen Jungen und junge Männer nicht in dem gleichen Maße betroffen sind. Zum einen hängt dies mit den Besonderheiten des weiblichen Körpers zusammen: Die zyklusabhängig zirkulierenden Hormone machen das Gewebe weicher. Hiervon kann auch das Knorpelgewebe betroffen sein, das empfindlicher wird. Zum anderen weist der weibliche Körper insgesamt weniger ausgeprägte Muskeln als das männliche Gegenstück auf. Dies hat Folgen für die muskuläre Führung der Knie. Zu guter Letzt können auch typisch weibliche Verhaltensweisen die Entstehung von Kniebeschwerden fördern.

Mädchen in der Pubertät und junge Frauen haben ganz spezifische Kniebeschwerden

Beschwerden ohne genaue Ursache: Das femoropatellare Schmerzsyndrom

In der Knie-Sprechstunde werden meist Mädchen und junge Frauen vorstellig, die über Schmerzen im vorderen Bereich der Knie klagen. Das Überraschende: Auf den Röntgenbildern deutet nichts auf krankhafte Veränderungen hin. Diese Fälle unspezifischer Beschwerden werden als femoropatellares Schmerzsyndrom bezeichnet.

Oft reicht eine nichtoperative Behandlung völlig aus

Die gute Nachricht vorneweg: In rund 80 Prozent aller Fälle reicht eine konservative, also nichtoperative Behandlung völlig aus. Es ist wichtig, die Patientinnen und ihre Beschwerden ernst zu nehmen. Ist ein Vertrauensverhältnis hergestellt, kann die Behandlung mit einem ganzen Bündel von Maßnahmen begonnen werden.

Mädchen und junge Frauen legen häufig das Knie belastende Verhaltensweisen an den Tag

Mädchen und junge Frauen legen ganz eigene Verhaltensweisen an den Tag, die für das Knie in einem besonderen Maße belastend sind. Die Betroffenen sitzen zum Beispiel besonders gerne auf ihren Fersen – das macht kaum ein Junge so. Durch diese Haltung wird der Knorpel in besonderem Maße gestresst. Dies gilt auch für den Schneidersitz. Viel entspannter für die Knie ist eine Sitzhaltung mit ausgestreckten Beinen. Wenn es unbedingt die Haltung in der Hocke sein soll, sorgt ein Kissen, das wie ein Keil zwischen Ober- und Unterschenkel geklemmt wird, für etwas Entlastung.

Auch des Nachts nehmen die Betroffenen Haltungen ein, die für die Knie nicht gut sind: Sie schlafen besonders gerne in der Embryonalhaltung mit angezogenen Knien. Viel besser ist es dagegen, die Knie richtig auszustrecken.

Kleiner Tipp: Wer auf dem Bauch einschläft, reduziert logischerweise die Gefahr, die Knie anzuwinkeln.

Lange Beine brauchen viel Platz

Die heute heranwachsenden Jugendlichen sind im Durchschnitt deutlich größer als noch vor ein paar Jahren. Dem hinkt häufig die Ausstattung mit passenden Sitzgelegenheiten in Kinderzimmern, Schulen und anderen öffentlichen Einrichtungen hinterher. Die Teenager reagieren auf ihre Art und fläzen sich mit lang ausgestreckten Beinen meist auf die viel zu engen Stühle. Dies ist kein flegelhaftes Benehmen, sondern aus orthopädischer Sicht das Beste, was die Betroffenen für ihre Knie tun können. Ihre Beine lang machen sollten übrigens auch Erwachsene, wenn sie im Kino, im Flugzeug oder in Konferenzen längere Zeit sitzen müssen. Zwischendrin aufstehen und ein bisschen herumlaufen ist ebenfalls eine gute Sache.

Die Beine ausstrecken – gut für die Knie

Physiotherapie und Einlagen

Ein ganz wichtiger Bestandteil bei der Behandlung des femoropatellaren Schmerzsyndroms sind Übungen zur Stärkung der Oberschenkelmuskulatur. Hierdurch wird die Führung der Kniescheibe optimiert, wodurch häufig die Schmerzen deutlich nachlassen. Bei den Übungen kommt es darauf an, dass ein ganz besonderer Oberschenkelmuskel (Vastus medialis) trainiert wird. Die entsprechenden Anleitungen hierzu finden Sie auf Seite 86.

Eine weitere Maßnahme zur Linderung der Kniebeschwerden löst bei den jungen Patientinnen zunächst meist Stirnrunzeln aus: Einlagen. Früher wurden diese »orthopädischen Hilfsmittel« sehr oft verordnet, um vermeintliche Fußfehlstellungen zu korrigieren. Heute weiß die medizinische Wissenschaft, dass das so gar nicht möglich ist.

Trotzdem gibt es natürlich heute noch sinnvolle Einsatzgebiete für Einlagen. So können statische Probleme, wie sie häufig bei Schmerzen des Kniegelenks auftreten, gut damit behandelt werden. Zudem hat sich das Image der ehemals dunklen und unattraktiven Einlagen radikal gewandelt. Heutzutage handelt es sich um Hightech-Produkte, die mit Computerunterstützung angefertigt werden.

Bei Schmerzen des Kniegelenks ist der Einsatz von Einlagen manchmal sinnvoll

Der Physio-Tipp

Dieses Argument hilft meistens, den jungen Patientinnen den Nutzen von Einlagen zu verdeutlichen: Heute gibt es fast keinen Spitzensportler mehr, der nicht mit maßgefertigten Einlagen trainiert und Wettkämpfe bestreitet.

Mit den Einlagen in den Schuhen laufen die Betroffenen einen winzigen Tick anders als sonst – doch das hilft oft schon sehr viel. Die Statik wird positiv beeinflusst und die Knie entlastet. Ein bewussteres Gehen ermöglicht auch der chung shi AuBioRiG®-Schuh (siehe Seite 205ff.).

Die weiteren Module zur Behandlung des femoro-patellaren Schmerzsyndroms sind die Magnetfeld-therapie (siehe Seite 181f.) und, sofern keine zu gro-ßen Vorbehalte gegen »Spritzen ins Knie« vorherr-schen, die Injektion von Hyaluronsäure sowie die Orthokin®-Therapie (siehe Seite 177ff.)

Zeigt sich nach drei Monaten noch keine Besserung, muss mithilfe der Arthroskopie (siehe Seite 51) herausgefunden werden, ob es doch feststellbare Ursachen für die Beschwerden gibt. Der Arzt »schaut« dann einfach ins Knie, woher die Schmer-zen rühren, und er kann auch gleich die Behandlung durchführen.

Weitere Behand-lungsmöglich-keiten

Das Plica-Syndrom: Die entzündete Schleimhautfalte

Nur durch eine Arthroskopie (Kniespiegelung) zu entdecken ist eine vergrößerte Plica, die Schmerzen verursachen kann. Eine Plica ist eine Schleimhautfal-te, die über die Hälfte der Menschen in ihrem Knie hat. Bei den anderen hat sich die Plica am Ende der Kindheit zurückgebildet. Nun kann es passieren, dass durch Überanstrengung diese Schleimhautfalte im Knie anschwillt, sich entzündet und wehtut. Aus-löser können sportliche Aktivitäten, unter anderem intensive Übungen auf »Steppern« im Fitnessstudio sein.

Die Betroffenen spüren eine zu dicke Plica in unter-schiedlicher Weise: Rund um die Kniescheibe treten bei Belastung Schmerzen auf, bei bestimmten Bewegungen hören die Patientinnen ein Knarren

Eine Plica ist eine Schleimhautfalte, die über die Hälfte der Menschen in ihrem Knie hat

oder Knacksen im Gelenk oder aber das Knie lässt sich nicht problemlos durchdrücken.

Eine zu große Plica macht nicht nur akute Schmerzen, sie schädigt auch durch permanentes Reiben den Gelenkknorpel. Auf lange Sicht kann dadurch Arthrose entstehen. Das heißt, mit einem Plica-Syndrom sollten die Betroffenen keine Zeit verlieren und sich rasch um die Behandlung kümmern. Hierbei wird die vergrößerte Plica operativ entfernt.

Eine zu große Plica macht nicht nur akute Schmerzen, sie schädigt auch durch permanentes Reiben den Gelenkknorpel

Chondromalacia patellae: Der geschädigte Knorpel der Kniescheibe

Die Hormone, die zyklusabhängig im Körper zirkulieren, dehnen das Bindegewebe und machen es weicher. Das führt dazu, dass mit Beginn der Pubertät auch das weibliche Knorpelgewebe empfindlicher und angreifbarer wird. Die Folge kann ein Knorpelschaden der Kniescheibe sein. Die medizinische Bezeichnung dieses Phänomens ist Chondromalacia patellae. Im Gegensatz zu Jungen gibt es bei heranwachsenden Mädchen noch eine weitere Besonderheit: Während des Knochenwachstums neigen sie eher zur Ausprägung leichter X-Beine. Hierdurch wird die Kniescheibe bei jeder Beugung weiter außen als sonst üblich geführt. Dies bringt eine einseitige Belastung und Abnutzung mit sich.

Mit Beginn der Pubertät wird auch das weibliche Knorpelgewebe empfindlicher und angreifbarer

Die Betroffenen spüren Schmerzen in den Knien häufig beim Treppensteigen, Springen oder Laufen sowie beim Aufstehen nach langem Sitzen.

In der Knie-Sprechstunde verschafft sich der Arzt

durch ein ausführliches Anamnese-Gespräch erste Klarheit über das Krankheitsbild. Ferner wird er durch genaues Abtasten des Knies sowie gegebenenfalls durch eine Kernspin-Aufnahme (siehe Seite 50) die Sache genau diagnostizieren können.

Die Behandlung der Chondromalacia patellae ist in den allermeisten Fällen konservativ – also ohne OP – erfolgreich durchzuführen. Bei sportlich aktiven Patientinnen steht zunächst eine Reduzierung des Trainingsumfangs auf dem Rezeptblock. Eine Orthese (siehe Seite 131) kann während des Sports das Knie deutlich entlasten. Gleichzeitig werden die Schmerzen mit nebenwirkungsarmen pflanzlichen Mitteln wie Teufelskralle und Weidenrindenextrakt (siehe Seite 214f.) behandelt.

Der Physio-Tipp

Wurde bei Ihnen eine Chondromalacia patellae festgestellt, sollten Sie Haltungen und Bewegungen vermeiden, die die Kniescheibe belasten. Hierzu zählen das Hocken auf den Knien sowie das schnelle Treppenheruntergehen.

Zur Herstellung einer optimalen muskulären Führung der Kniescheibe ist eine gezielte Physiotherapie angezeigt. Wichtig ist, dass vor allem ein bestimmter Oberschenkelmuskel, der Quadrizeps, gut trainiert wird. Auch sollten die Kniesehnen gestärkt werden.

Was Sie selbst tun können

Habituelle Patellaluxation: Die herausspringende Kniescheibe

Fast ausschließlich Mädchen und junge Frauen sind von einem weiteren Beschwerdebild betroffen: der Patellaluxation. So nennen das Mediziner, wenn die Kniescheibe aus ihrer Führung herausspringt – und wieder zurückschnalzt. Bei manchen Patientinnen geschieht das ein- oder mehrmals am Tag, dann sprechen Ärzte von einer habituellen Kniescheiben-luxation.

Ursachen
Die Ursachen hierfür liegen, wie bereits zu Beginn des Kapitels dargelegt, in den Besonderheiten des weiblichen Körpers: zu schwaches Muskelgewebe in Kombination mit einer Bindegewebsschwäche. Bei den Betroffenen kommt dann noch meist eine anatomische Besonderheit hinzu: Die Rinne, in der die Kniescheibe geführt wird, ist extrem flach. Das macht das Herausspringen leicht. Meistens flutscht die Kniescheibe aus der Führung, wenn die Patientinnen ihre Knie überstrecken. Manche Kandidatinnen können dies bis zu einem Winkel von 15 Grad.

Diese Übungen können helfen

Wenn die Kniescheibe lediglich in großen zeitlichen Abständen herausspringt, können nichtoperative **Übungen für** Maßnahmen Abhilfe schaffen. Mit isometrischen **zu Hause** Übungen werden die Muskeln so gestärkt, dass die Kniescheibe wieder wie gewünscht geführt wird.
Legen Sie sich dazu in Rückenlage und heben Sie das betroffene Bein in einem Winkel von 45 Grad an.

Halten Sie dabei das Knie vollständig durchgestreckt und ziehen Sie die Fußspitze in Richtung des Schienbeins, um die Spannung der Muskulatur möglichst hoch zu halten. Wenn das Bein nun noch etwas gedreht wird, sodass die Kniescheibe leicht nach außen zeigt, so wird der Teil der Oberschenkelmuskulatur beansprucht, der die Kniescheibe nach innen fixiert. Halten Sie diese Position, solange es geht.

Als Stabilisationsübung eignet sich der Einbeinstand bei leicht gebeugtem Knie, wobei Sie darauf achten sollten, dass Hüfte, Kniescheibe und großer Zeh in einer gedachten senkrechten Linie übereinanderstehen. Der Einbeinstand sollte über ca. 20 Sekunden gehalten werden, ohne dass die Kniescheibe wesentlich aus der senkrechten Linie zwischen Fuß und Hüfte abweicht.

Der Einbeinstand als Stabilisationsübung

Die beiden isometrischen Halteübungen sollten mindestens zehnmal mit einigen Sekunden Pause wiederholt werden, um einen Trainingseffekt zu erzielen. Unterstützend kann auch mit dem seit einigen Jahren erhältlichen Kinesio-Tape (Info in Groth/Gericke: »Kleb den Schmerz einfach weg«) die Kniescheibe so fixiert werden, dass auch leichte sportliche Belastung gut möglich ist.

Erhöhtes Arthroserisiko

Eine Kniescheibe auf Abwegen kann Schaden anrichten. Sie reibt bei jedem Herausspringen ein bisschen Knorpel herunter und legt somit den Grundstein für eine spätere Arthrose. Außerdem können Haltebänder abgerissen werden, die für die Stabilität des

Gelenks von großer Bedeutung sind. Eine Arthroskopie schafft Klarheit, ob und wie stark das Gelenk im Inneren malträtiert wurde. Anstehende Reparaturarbeiten können ebenfalls gleich erledigt werden.

Um eine dauerhafte Schädigung des Knies zu vermeiden, kommen Patientinnen mit permanent ausgerenkter Kniescheibe um einen kleinen operativen Eingriff nicht herum. Hierbei wird die Kniescheibe sozusagen an die Leine gelegt. Eine Sehne aus der Kniekehle wird zwischen Kniescheibe und Oberschenkel befestigt und verhindert so ein weiteres Herausspringen. Der Fachausdruck hierfür lautet MPFL-Rekonstruktion. MPFL steht für mediales patellofemorales Ligament, auf gut deutsch innenseitiges Kniescheibenoberschenkelband.

Kleiner operativer Eingriff bei permanent ausgerenkter Kniescheibe

Exkurs: Traditionelle Chinesische Medizin und Kniebeschwerden

Wenn die Sehnen unter Stress stehen

Während die Schulmedizin bei Arthrose den kaputten Knorpel im Blick hat, konzentriert sich die Traditionelle Chinesische Medizin (TCM) auf die Sehnen. Sie regulieren den Gelenkraum und sind dafür verantwortlich, dass die richtigen Platzverhältnisse herrschen. Das richtige Maß ist entscheidend, denn der Gelenkraum darf weder zu weit noch zu eng sein. Bei der Arthrose ist es im Gelenk zu eng: Der Druck auf den Innenraum des Knies ist zu groß, die Knochen reiben direkt aufeinander und der Knorpel leidet. Das passiert immer dann, wenn die Sehnen zu

Die TCM konzentriert sich bei Arthrose auf die Sehnen

wenig Haltekraft haben und gewissermaßen einge-
schlafen oder verspannt sind. Schlaffe oder ver-
spannte Sehnen schädigen das Knie.

Woher kommt das? Die Sehnen haben ihren eigenen Rhythmus von Anspannung und Entspannung.
Gesteuert wird die Aktivität der Sehnen vom Leberfunktionskreis, der auch für die Funktion der Augen
sowie das Blutvolumen verantwortlich ist.

Die Aktivität der Sehnen wird vom Leberfunktionskreis gesteuert

Energiebahnen und Funktionskreise

Aus Sicht der Traditionellen Chinesischen Medizin
(TCM) ist ein Mensch dann gesund, wenn die
Lebensenergie Qi (sprich: Tschi) ungestört fließen
kann und sich Yin und Yang im Gleichgewicht
befinden. Stark vereinfacht gesagt steht Yin für die
weibliche (Kälte) und Yang für die männliche
Energie (Hitze). Die Energie durchströmt den
Körper auf eigenen Bahnen, auf denen auch die
Akupunktur-Punkte liegen. Die Energiebahnen,
Meridiane genannt, verbinden verschiedene
Organe zu einzelnen Funktionskreisen. So hängt
der Funktionskreis Leber mit den Augen und den
Sehnen zusammen, während der Funktionskreis
Niere die Knochen einschließt. Durch falsche
Lebensgewohnheiten oder Krankheiten kann der
Energiefluss gestört werden. Akupunktur kann
dabei helfen, wieder Harmonie herzustellen.

Die Leber registriert wie ein Seismograf den seelischen Zustand des Menschen. Von Ärger, Wut und
Aufregung ist die Leber immer direkt betroffen. Auf-

gestaute Wut presst die Leberenergie nach oben und man leidet unter Kopfschmerzen. Auch Schlafstörungen, beeinträchtigtes Sehvermögen, emotionale Belastungen und eben die Sehnenstörungen sind Konsequenzen eines Leberfunktionskreises, der nicht mehr in Balance ist.

Steht man unter starkem seelischem Druck, führt dies zu einem Stau der Leberenergie. Depressionen können die Folge sein. Rückt man jetzt wieder die Knie ins Blickfeld, ist es einleuchtend, warum aus Sicht der Traditionellen Chinesischen Medizin eine leichte Depression der Anfang einer Arthrose sein kann. Seelischer Stress schwächt die Sehnen und dies wiederum führt zu Defekten im Knie.

Eine leichte Depression kann der Anfang einer Arthrose sein

Arthrose und Depression – Bekanntes Beispiel: Sebastian Deisler

Als prominenter Fall sei hier Sebastian Deisler angeführt. In der Saison 1998/99 absolvierte er als 18-Jähriger sein erstes Bundesligaspiel und avancierte schnell zum Hoffnungsträger des deutschen Fußballs. In den wenigen Jahren seiner Profikarriere wurde Deisler fünfmal am rechten Knie operiert. Wegen einer Depression wurde der Kicker in den Jahren 2003 und 2004 therapiert. Verletzungsbedingt konnte Deisler sowohl bei der WM 2002 als auch 2006 im eigenen Land nicht teilnehmen. Er selbst zog einen Schlussstrich unter seine Profilaufbahn und gab sein Karriereende im Januar 2007 bekannt.

Aus Sicht der TCM lässt sich nur in einem idealen

psychischen Zustand eine optimale körperliche Leistung erbringen. Verdeckte oder offene Depressionen erhöhen die Gefahr von Verletzungen der Sehnen erheblich.

Doch nicht nur seelische Belastungen führen zu negativen Veränderungen im Knie. Es können auch noch andere Faktoren für die Entstehung von Erkrankungen verantwortlich sein. So schädigen ständige Kältereize die Gelenke. Aus diesem Grund sind Berufe, bei denen man sich bei Wind und Wetter draußen aufhalten muss, für die Kniegesundheit nicht geeignet. Fehlbelastungen, die durch X- oder O-Beine verursacht werden, können das größte Gelenk des Körpers ebenfalls in Mitleidenschaft ziehen.

Weil sich der Körper in bestimmten Lebensphasen in Umbrüchen oder im Ungleichgewicht der Lebensenergie befindet, muss man in diesen Zeiten sehr gut auf seine Knie aufpassen.

Natürlich führen nicht nur seelische Belastungen zu negativen Veränderungen im Knie

Pubertät: Ungleiches Wachstum von Sehnen und Knochen

Bei etlichen Jugendlichen entwickeln sich in dieser Zeit die Knochen viel schneller als die Sehnen. Hierdurch werden die Sehnen ständig überdehnt.

Vor allem im Sportunterricht sollten sich die Heranwachsenden gründlich aufwärmen. Der Sportlehrer sollte ihnen hierfür ausreichend Zeit einräumen.

Um die Folgen der ungleichen Wachstumsgeschwindigkeiten von Sehnen und Knochen auszugleichen, sind Akupunktur-Anwendungen sehr geeignet. Sie unterstützen den Energieausgleich.

Nach der Schwangerschaft:
Der Sonnenschein fehlt

Das Kind im Mutterleib ist wie wärmender Sonnenschein. Nach der Geburt ist diese Sonne im Leib untergegangen – und mit ihr auch die wärmende Energie. Der ganze Körper ist kälter als während der Schwangerschaft. Die Feuchtigkeit im Körper nimmt zu und die Nieren sind mehr belastet. Die junge Mutter ist angespannt und die Leberenergie schwankt sehr. Hierunter leiden die Knochen und die Sehnen, was sich negativ auf die Knie auswirkt. Frauen sollten nach der Geburt ihres Kindes für viel Wärme sorgen, um den Wärmeverlust auszugleichen. Das fängt bei der Kleidung an und schließt auch die Ernährung mit ein. Die Speisen sollten alle gekocht oder anderweitig erhitzt sein, rohes Obst und Gemüse ist nicht zu empfehlen. Um die Temperatur im Körper zu erhöhen, kann die Nahrung ruhig ein bisschen schärfer sein als sonst. Ingwer und Pfeffer helfen weiter.

Weniger wärmende Energie nach der Geburt – Knochen und Sehnen leiden

Großen Wert sollten die Frauen auf eine konsequente Rückbildung in den ersten vier Wochen nach der Geburt legen. Nicht nur der Unterleib, sondern der ganze Organismus muss wieder ins Lot gebracht werden. Spezielle Kurse zur Rückbildung sind sehr zu empfehlen. Fragen Sie am besten Ihre Hebamme, sie kennt mit Sicherheit die Angebote an Ihrem Wohnort. Akupunktur kann den Prozess der Rückbildung unterstützen, ein bis zwei Anwendungen pro Woche reichen aus.

Frauen sollten nach der Geburt nichts Schweres tragen und sich nicht einseitig belasten. Halten Sie Ihr

Baby nicht immer nur auf einer Seite, sondern wechseln Sie regelmäßig den Arm, in dem Sie Ihr Neugeborenes halten.

Menopause: Trockene Sehnen

In den Wechseljahren lässt das Yin nach, es ist also weniger Feuchtigkeitsenergie im Körper vorhanden. Hierdurch verlieren die Knochen schneller als sonst ihre Substanz. Auch für die Sehnen hat die Menopause ernste Folgen. Wenn die Kälteenergie im Körper weniger wird, dagegen aber die Wärme bleibt, trocknen die Sehnen gewissermaßen aus. Die Sehnen gleichen einem verdorrten Ast. Auf der Oberfläche entstehen kleine Risse, die zu Entzündungen führen können. Das Gewebe vernarbt und verliert an Elastizität. Die verhärteten Sehnen sind nicht mehr in der Lage, die Knochen entsprechend der Größe des Gelenkraums im Knie optimal zu steuern. Die Gefahr von Verletzungen und Verschleißerkrankungen steigt.

Schlecht für Knochen und Sehnen: In der Menopause nehmen Kälte- und Feuchtigkeits-Energie ab

Die TCM empfiehlt Frauen in der Menopause folgende Maßnahmen:

- Lassen Sie sich von einem TCM-Spezialisten pflanzliche Hormone verschreiben.
- Setzen Sie in Ihrer Ernährung verstärkt auf Sojaprodukte (Tofu).
- Reiben Sie Ihre Knie regelmäßig mit speziellen Kräutermischungen ein.
- Lassen Sie sich mit Akupunktur behandeln.

Der Sprechstunden-Tipp

Die TCM empfiehlt zur Vorbeugung von Knie-
beschwerden:
Vermeiden Sie zu langes Stehen (länger als eine
halbe Stunde).
Vermeiden Sie einseitige Belastungen.
Meditieren Sie regelmäßig, um Stress abzubauen.

Der TCM stehen bei Knieproblemen vier verschiedene Behandlungsmethoden zur Verfügung

Kommt es trotz der Vorsorge zu ernsthaften Problemen mit den Knien, stehen der TCM vier verschiedene Behandlungsmethoden zur Verfügung: Akupunktur, Kräutertherapie, Qigong und eine spezielle
Massagetechnik (Tuina). In zahlreichen Untersuchungen wurde die positive Wirkung von Akupunktur
nachgewiesen. Wichtig für den Behandlungserfolg
ist die Therapie durch einen qualifizierten und erfahrenen Arzt. Weitere Hinweise für die Arztsuche finden Sie im Adressteil.

Dr. med. Jianping He, Praxis für Akupunktur Kaiserslautern

Sportlich aktive Jugendliche

Kniebeschwerden mit Unterstützung der Eltern kurieren

Zu einer ganz besonderen Patientengruppe zählen die sportlich aktiven Jugendlichen, die über Kniebeschwerden klagen. Eine spezielle Herangehensweise ist deshalb angesagt, weil bei der Behandlung in der Knie-Sprechstunde nicht nur die Betroffenen selbst, sondern immer auch ihre Eltern zur aktiven Teilnahme bewegt werden müssen. Das Knieproblem der Teenager berührt die ganze Familie.

Wenn hier von sportlich aktiven Jugendlichen die Rede ist, dann sind jene Heranwachsenden gemeint, für die der Sport neben der Schule der Lebensinhalt ist. Für sie gibt es außer Fußball, Tennis oder Turnen fast nichts mehr. Sie gehen montags bis freitags mehrmals zum Training und nehmen an den Wochenenden an Wettkämpfen teil. Häufig sind diese Nachwuchssportler in Förderprogramme mit einer intensiven Betreuung eingebunden.

Das Knieproblem der Teenager berührt die ganze Familie

Der Sprechstunden-Tipp

Grundsätzlich ist nichts dagegen zu sagen, wenn Ihr Kind eine Sportart intensiv betreibt. Nur: Liefern Sie bitte Ihre Tochter oder Ihren Sohn nicht an der Stadionpforte ab. Bitte fragen Sie sich, ob Sie zu dem Trainer und seinen Methoden Vertrauen haben. Ist Ihr Kind in dem Verein gut aufgehoben? Gerade in den ersten Trainingsjahren werden bei Ihrem Kind die Grundlagen gelegt für den richtigen Umgang mit dem eigenen Körper und den Mitspielern (Stichwort: Fair Play).

Plötzlich und ganz ohne äußeren Anlass treten nun die Kniebeschwerden auf. Es liegen weder eine Verletzung noch ein Unfall vor und die Schmerzen äußern sich meist bei Belastung. In der Ruhestellung tut das Knie nicht mehr weh.

Erste Selbsthilfe: Kürzer treten

Bei Knie-beschwerden sollten die jungen Sportler ihr Trainingspensum deutlich reduzieren

Als erste Selbsthilfe sollten die jungen Sportler ihr Trainingspensum deutlich reduzieren. Dies muss in Absprache mit dem Trainer geschehen. Dieser kann auch Übungen zusammenstellen, die weniger Stress für die Knie bedeuten. Bereits in dieser Phase ist es hilfreich, wenn die Eltern die Wahrnehmung ihrer Kinder ernst nehmen und sie im Gespräch mit dem Trainer unterstützen.

Bessern sich die Beschwerden nach drei bis vier Wochen nicht, ist ein Arztbesuch angesagt. In der Knie-Sprechstunde schließt der Mediziner durch bildgebende Verfahren (siehe Seite 49ff.) ernstere Erkrankungen aus.

Der Physio-Tipp

Wenn der Arzt nichts Schlimmes diagnostiziert hat, können orthopädische Hilfsmittel das Knie entlasten und die Beschwerden lindern. Kniebandagen gibt es bereits fertig zu kaufen und sollten am besten im Fachgeschäft anprobiert werden. Mit ihren seitlichen Führungsstäben geben die Bandagen dem Knie Halt. Knieorthesen sind dank ihrer starren Gelenkgestelle noch stabiler als Bandagen. Sie werden mit Klettverschlüssen befestigt. Zwar ist es für einen jungen Menschen keine Perspektive, ständig mit einer Orthese herumzulaufen. Um Spitzenbelastungen abzufangen, ist gegen das regelmäßige Tragen einer Bandage während der Wettkämpfe aber nichts zu sagen.

Orthopädische Hilfsmittel zur Entlastung der Knie

Besteht der Verdacht auf Morbus Osgood-Schlatter oder Osteochondrosis dissecans (OD), steht als erste Maßnahme eine strenge Sportkarenz auf dem Trainingsplan (siehe Seite 60ff. und 63 ff.). Bringt auch eine Sportabstinenz nichts, geht es in aller Regel ums Grundsätzliche.

Hohe Ansprüche der Eltern

Die typische Ursache für Kniebeschwerden der jungen Leistungssportler sind Überlastungsschäden an Gelenken, Muskeln und Sehnen. Es besteht ein eklatantes Ungleichgewicht zwischen der tatsächlichen

Kniebeschwerden: Überlastungsschäden an Gelenken, Muskeln und Sehnen

Belastung und der maximalen Belastbarkeit des Körpers in der Wachstumsphase.

Die Behandlung erfolgt nicht mit Salben, Bandagen und dem Skalpell, sondern durch Aufklärung.

Hinter dem großen Trainingsfleiß der Kinder steht häufig eine hohe Anspruchshaltung der Eltern

Hinter dem großen Trainingsfleiß der Kinder steht häufig eine hohe Anspruchshaltung der Eltern. Vater und Mutter sind davon überzeugt, den nächsten Boris Becker oder Bastian Schweinsteiger in der Familie zu haben. Schon im Grundschulalter führen Mama und Papa ihre Kinder an eine bestimmte Sportart heran, auf die sich die Kids dann vollständig konzentrieren. Die Basis für eine ganz einseitige Belastung des Körpers ist geschaffen.

Die Kinder haben wegen des dicht gepackten Wochenplans kaum noch Zeit für andere Sportarten. Diese sind aber wichtig, um alle Muskeln gleichermaßen sowie die Koordinationsfähigkeit zu trainieren (siehe hierzu auch das Interview mit dem Fußball-Europameister von 1996, Stefan Kuntz ab Seite 142).

Verschiedene Sportarten sind wichtig, um alle Muskeln gleichermaßen zu trainieren

Den sportlich ambitionierten Jugendlichen geht der spielerische Umgang mit und die unbefangene Freude an Bewegung und Sport verloren. Alle körperlichen Aktivitäten sind in ein enges und ständig kontrolliertes Raster von Trainingseinheiten und Wettkämpfen gepfercht. Emotionaler Stress samt körperlicher Beschwerden können die Folge sein. Mehr über diesen Zusammenhang im Exkurs »TCM und Kniebeschwerden« (siehe Seite 88ff.).

So helfen Sie Ihrem Kind aus der Leistungssportfalle

In der Knie-Sprechstunde appelliere ich an die Einsichtsfähigkeit von Mutter und Vater. Sie sind für die körperliche und seelische Gesundheit ihrer Sprösslinge verantwortlich. Permanente Schmerzen und Verletzungen machen zum einen wenig Freude und sind zum anderen die Basis späterer dauerhafter Schädigungen. Außerdem gebe ich zu bedenken, dass die Medaillen und Pokale, die ein 15-jähriges Mädchen erringt, zwar für den Augenblick viel bedeuten können – ihren Körper und seine Handicaps hat die Heranwachsende aber ein Leben lang.

An die Einsichtsfähigkeit von Mutter und Vater appellieren

Wichtig ist im Gespräch mit den Eltern vor allem der Hinweis auf Alternativen. Erfolge im Sport sind ja kein Muss im Leben eines jungen Menschen. Vielleicht hat der Jugendliche ja noch ganz andere, bislang wenig beachtete Interessen und Ressourcen. Ungeahnte Entfaltungsmöglichkeiten können im künstlerischen, handwerklichen oder intellektuellen Bereich liegen. Oder aber das lockere Inlineskaten am Wochenende ganz ohne Leistungsdruck macht auf einmal einen Riesenspaß. Dies gilt es auszuloten. Weil die Knieprobleme ihrer Kinder meist auch etwas mit den eigenen Erwartungshaltungen zu tun haben, kommen die Eltern an einem Stück Selbsthinterfragung nicht vorbei. Erste Anregungen finden Sie hier:

Wichtig: Hinweis auf Alternativen

Eltern-Fragebogen

Wenn Ihr Kind wie ein Profi trainiert und Knieschmerzen hat, können Sie als Eltern viel zur Genesung beitragen. Die Antworten auf die folgenden Fragen können die Grundlage sein für Gespräche innerhalb der Familie, mit dem Arzt und dem Trainer.

Wichtige Fragen, wenn Ihr Kind wie ein Profi trainiert und Knieschmerzen hat

1. Welchen Stellenwert hat der Leistungssport Ihres Kindes für Sie persönlich und Ihre Familie?
2. In welchem Umfang beeinflusst der Sport Ihre Tages-, Wochen- und Jahresplanung?
3. Welche Aufgaben übernehmen Sie als Vater/Mutter wegen des Sports?
4. Angenommen, Ihr Kind betreibt ab heute keinen Leistungssport mehr. Was würde das für Sie als Vater/Mutter, für das betroffene Kind und seine Geschwister bedeuten?
5. Welche Freiräume entstehen: in zeitlicher Hinsicht, finanziell und mental?
6. Wie würden Sie selbst und Ihre Familienangehörigen diese Freiräume ab heute nutzen? Bitte nennen Sie konkrete Beschäftigungen und Projekte.
7. Welche anderen, nichtsportlichen Fähigkeiten, Interessen und Talente hat Ihr Kind? Bitte notieren Sie Beispiele.
8. Wie könnten Sie Ihr Kind darin unterstützen, diese anderen Bereiche zu gestalten?
9. Wenn es in Ihrem eigenen Leben unerreichte sportliche oder berufliche Ziele gäbe: welche wären das?
10. Wie könnten Sie diese Ziele ab heute erreichen?

Letzter Ausweg: Karriereende

Hören die Knieschmerzen trotz der oben beschriebenen Behandlungen nicht auf, muss über ein vorzeitiges Ende der jungen Sportlerkarriere nachgedacht werden. Nur wenn die Belastung aufhört, ist den Knien wirklich zu helfen.

Der Sprechstunden-Tipp

Wenn in Ihrer Familie Arthrose häufiger vorkommt, sollten Sie einen Gentest bei Ihren Kindern machen lassen. Am besten, bevor Ihr Sprössling mit intensivem Training beginnt. Hierfür wird nur ein wenig Blut entnommen. Der Test gibt Hinweise auf eine Veranlagung. Eine Arthrose muss nicht in jedem Fall zum Ausbruch kommen. Mit den Testergebnissen können Sie aber die Faktoren, die einen Verschleiß des Knorpels fördern (Fehlstellungen der Beine, ungeeignete Sportarten und Berufe, Übergewicht) rechtzeitig beeinflussen.

Arthroserisiko: ein Gentest gibt Hinweise auf eine Veranlagung

Diese Vorgehensweise ist hier leichter beschrieben als in der Praxis umgesetzt. In der Knie-Sprechstunde habe ich schon einige Eltern erlebt, bei denen regelrecht die Rollläden heruntergegangen sind, als sie diesen Vorschlag hörten. Sie machten den Eindruck, als wenn ein ganzes Lebensgebäude zum Einsturz kommt, nach dem Motto: Aus der Traum.

Die Erklärung hierfür liegt auf der Hand: In den Familien sind die Tagesabläufe genau auf die Trainings- und Wettkampftermine der Jugendlichen abgestimmt. Der Vater oder die Mutter fahren unter der Woche den Sprössling mit dem Auto ins Stadion oder in die Trainingshalle – und am Sonntag sogar 100 oder 200 Kilometer weiter zum nächsten Turnier. Eltern schließen sich zu Fahrgemeinschaften zusammen und tauschen sich über ihre Kinder und deren Leistungsstand aus. Die gewonnenen Pokale und die Berichterstattung in den Medien sorgen dafür, dass die Akteure in ihrem Heimatort eine gewisse Popularität und Prominenz erlangen. Sportlich ambitionierte Jugendliche leben in diesem Sinne mit ihren Eltern in einer eigenen Subkultur. Sie sind schon etwas Besonderes und wissen es auch.

Wenn der Sport das Familienleben prägt

Die Eltern investieren Geld und Zeit in den Sport ihrer Kinder. Viel wird in der Familie beim Frühstück und Abendessen über die aktuellen Trainingszeiten und die nächste Mannschaftsaufstellung gesprochen. Immer wieder spekulieren Eltern und Kinder über die angepeilten Erfolge bei den kommenden Meisterschaften auf lokaler, regionaler oder gar nationaler Ebene.

Prominente Beispiele

In einer solchen Situation kann es aus Sicht der Erziehungsberechtigten einfach nicht sein, dass irgendein Arzt sagt: Das Knie Ihrer Tochter oder Ihres Sohnes macht nicht mehr mit und der Ausstieg ist das Einzige, was hilft. Die Eltern sind mit ihren Kindern schon eine lange Strecke eines entbehrungsreichen Weges

gegangen. Sie wollen diesen medizinischen Rat-
schlag nicht akzeptieren.

Häufig höre ich dann: Bei den Profis funktioniert es
doch auch. Zwei Dinge sind hier zu entgegnen. Ers-
tens sind die Profis ausgewachsene Frauen und Männer. Ihre Wachstumsphase, die auf Belastungen sehr
empfindlich reagiert, ist abgeschlossen. Und zwei-
tens ist die Liste jener Sportler, die auch als Profi ihre
Laufbahn wegen gesundheitlicher Probleme vorzeitig beenden müssen, ziemlich lang. In den vergangenen Jahren waren Sebastian Deisler und Jens
Nowotny die beiden prominentesten Beispiele, die
für Schlagzeilen gesorgt haben. Aber es waren nicht
die einzigen. Der französische Spieler Valérien Ismaël,
der von 2003 bis 2009 bei verschiedenen Bundes-
ligavereinen – unter anderem beim FC Bayern München – unter Vertrag stand, musste seine Laufbahn
wegen anhaltender Knieprobleme beenden. Auch
die Karriere des brasilianischen Superstars Ronaldo
war schon in jungen Jahren wegen einer schweren
Knieverletzung bedroht. Gerade einmal 28 Jahre alt
war der für Eintracht Frankfurt spielende Innenver-
teidiger Christoph Preuß, als er im Januar 2010 seinen Rücktritt vom Profifußball verkündete. Der
Grund: immer wieder auftretende Verletzungen seines rechten Knies.

Viele – auch prominente – Sportler müssen ihre Karriere vorzeitig aus gesundheitlichen Gründen beenden

Man muss sich auch bewusst machen, dass auf dem
langen Weg zum Profidasein ohnehin eine »natürliche Auslese« erfolgt – sprich, dass diejenigen den
Schritt vom Leistungs- zum Hochleistungssport nicht
schaffen, die körperlich den hohen Anforderungen
nicht gewachsen sind.

Überraschend ist die Tatsache, dass die betroffenen Jugendlichen meist viel entspannter reagieren als ihre Eltern. Ginge es nur nach ihnen, würden sie ohne viel Aufhebens den Sport aufgeben. Im Gespräch räumen sie oft ein, den Eltern zuliebe das harte Trainings- und Wettkampfprogramm zu absolvieren. Die Kinder sind Symptomträger von Familienverhältnissen, die aus dem Gleichgewicht geraten sind.

Das Leben ohne Leistungssport

Wenn Jugendliche den Leistungssport aufgeben müssen, haben sie plötzlich viel Zeit – auch für die Schule

Wenn Jugendliche aus gesundheitlichen Gründen ihren Sport deutlich reduzieren oder sogar ganz aufgeben müssen, werden sie erst einmal feststellen, wie viel Zeit sie plötzlich für andere Dinge haben.

Insbesondere haben sie nun genug Zeit, sich dem zu widmen, was eigentlich der Mittelpunkt ihres Lebens sein sollte: der Schule. Bei all dem Training und den Wettkämpfen vernachlässigen nämlich viele junge Sportler ihre schulische Ausbildung. Und auch wenn genau das in Familien geschieht: Gute Erfolge im Sport oder die Anzahl der errungenen Medaillen und Pokale kann man nicht einfach gegen schlechte Leistungen in der Schule oder die sportbedingten Abwesenheitszeiten vom Unterricht aufrechnen. Nur wenige sportbegeisterte Jugendliche haben die Möglichkeit, in einem der Sportinternate zu leben, in denen jugendliche Leistungssportler individuell gefördert werden und in der Schule Rücksicht auf ihre Trainings- und Wettkampfpläne genommen wird. Und nur die wenigsten jugendlichen Sportler können damit rechnen, aus ihrem Hobby später ihren Beruf zu machen. Und selbst wenn: Je nach Sportart ist schon mit 25, allerspätestens aber mit 40 Jahren Schluss mit der sportlichen Karriere. Wer bis dahin nicht gerade Millionen verdient hat, wird sich schon vorher Gedanken über seinen weiteren beruflichen Weg gemacht haben müssen. Und dass für eine gute berufliche und persönliche Zukunftsperspektive ein guter Schulabschluss meist unabdingbare Voraussetzung ist, liegt auf der Hand. Für viele junge Männer und Frauen ist ohnehin spätestens mit dem Ende ihrer schulischen Laufbahn Schluss mit ausgiebigem Sporttreiben – sie haben mit dem Beginn des Studiums oder einer Berufsausbildung schlicht nicht mehr genügend Zeit dafür.

Für viele junge Männer und Frauen bedeutet der Schulabschluss meist sowieso das Ende ausgiebigen Sporttreibens

Wenn man nicht mehr den überwiegenden Teil seiner Freizeit mit Training und Turnieren verbringt, hat man aber nicht nur mehr Zeit für die Schule, für die Hausaufgaben und das Vorbereiten auf Klassenarbeiten. Man hat dann auch Zeit für all die Dinge, die das Leben richtig schön machen. Man kann zum Beispiel häufiger mit seinen Freunden zusammen sein, und zwar nicht mehr nur mit denen, die man aus dem Verein, der Mannschaft oder aus der Trainingsgruppe kennt und mit denen es immer eine gewisse Konkurrenzsituation gibt oder zumindest ein ständiges Vergleichen der sportlichen Leistungen. Man hat plötzlich auch Zeit, andere Hobbys zu pflegen oder vielleicht sogar ein neues Talent in einem ganz anderen Bereich zu entdecken – sei es das Spielen eines Musikinstruments, das Malen oder das Schreiben von Kurzgeschichten. Wichtig ist nur, dass man nicht den Erfolgsdruck, den man vom Leistungssport kennt, auf das neue Hobby überträgt, sondern sich bewusst macht, dass man manche Dinge einfach aus Spaß betreiben kann und betreiben sollte. Und: Man kann auch einfach wieder einmal ein Stück Schokolade essen, ohne gleich ein schlechtes Gewissen zu bekommen. Für manch einen Jugendlichen kommt das Ende der sportlichen Karriere gerade in dem Moment, in dem er sich ohnehin beginnt, für andere Dinge zu interessieren – oder vielmehr für andere Menschen, vorzugsweise für solche, die nicht dem eigenen Geschlecht angehören. Wenn man sich zum ersten Mal verliebt, wird meist alles andere unwichtig. Auch der Sport.

Es gibt durchaus Alternativen zum Leistungssport

Es gibt also durchaus Alternativen zu einem Leben, das von Sport, Training, Wettkämpfen und Pokalen geprägt ist. Selbstverständlich ist Sport an sich nichts Negatives. Ein ausreichendes Maß an Bewegung ist wichtig für die körperliche und psychische Gesundheit, hilft dabei abzuschalten, macht Spaß und kann sich, wenn es in der Gruppe betrieben wird, positiv auf das Sozialverhalten auswirken, gerade bei Jugendlichen. Wenn allerdings der Sport so intensiv betrieben wird, dass er zu gesundheitlichen Beschwerden führt – ob nun das Knie oder andere Körperteile betroffen sein mögen –, sollte man ihn nicht mehr leistungsmäßig betreiben. Und man wird feststellen, wie viel Spaß es machen kann, einfach einmal so mit guten Kumpels Fußball zu spielen, sich mit Freundinnen zum Inlineskaten zu verabreden oder ganz ohne Gedanken an Hundertstelsekunden, Platzierungen und Bestzeiten eine Runde schwimmen zu gehen.

Der Amateurfußballer

Oft rücksichtslos gegen den eigenen Körper

Der Amateurfußballer zählt zu den typischen Montagspatienten. Sie haben tags zuvor in den unteren Klassen auf einem holprigen Hartplatz gekickt und sich eine Verletzung zugezogen. Wenn die Schmerzen dann zu stark sind und es einfach nicht mehr anders geht, finden diese Sportler den Weg in die Arztpraxis. Das ist ihr großes Glück, kann doch die Behandlung sofort beginnen und weitere Folgeschäden bleiben aus.

Häufig verhalten sich die Amateurfußballer aber ganz anders. Obwohl sie spüren, dass etwas mit dem Knie nicht stimmt, gehen sie nicht zum Arzt. Sie spielen weiter mit ihrem dicken Knie und tragen irgendeine Salbe auf, die aber auch nicht weiterhilft. In der Knie-Sprechstunde gab es tatsächlich sogar schon Fälle, bei denen die Betroffenen die Arthrosetabletten ihrer Großmutter genommen haben, in der Hoffnung, sie könnten so ihre gerissenen Kreuzbänder heilen.

Amateurfußballer gehen trotz Kniebeschwerden häufig nicht zum Arzt

Die Ursachen für ein solches Verhalten sind vielfältig und müssen ernst genommen werden. Die Amateure sind häufig in kleineren Gemeinden oder Dörfern zu Hause. Hier funktioniert die soziale Kontrolle noch. Keiner möchte als »Weichei« gelten, der wegen jedem Wehwehchen zum Doktor rennt. Hier gilt Fußball als eine Sache für »harte Jungs«, ein Männersport eben. Wenn in den Vereinen die Personaldecke knapp ist und nicht genügend Spieler für die verschiedenen Positionen da sind, macht der Trainer häufig Druck. »Du musst spielen, am nächsten Wochenende geht's bei uns um den Klassenerhalt«, bekommen die Kicker zu hören. Wer möchte da schon kneifen und erwidern, dass ein Arztbesuch jetzt wichtiger ist? Genauso fatal wirkt es sich aus, wenn in der Mannschaft viele gute Spieler vorhanden sind und keiner auf der Ersatzbank Platz nehmen will. Eine Verletzungspause schwächt die eigene Position und macht den Weg für andere frei, die sich in der Zwischenzeit profilieren können. Auch davor schrecken die verletzten Kicker zurück.

»Du musst spielen« – häufig macht auch der Trainer Druck

Sportmedizinische Betreuung optimieren

Vor allem in kleineren Gemeinden müsste die sportärztliche Betreuung massiv verbessert werden, damit Amateurfußballer und andere Sportler eine erste Anlaufstelle haben. Die vor Ort praktizierenden Allgemeinärzte sind aufgerufen, sich sportmedizinische Grundkenntnisse zu verschaffen oder diese aufzufrischen. Nur so kann gewährleistet werden, dass gravierende Verletzungen wie Kreuzbandrisse oder Meniskusschädigungen als solche erkannt und kompetent behandelt werden können.

Vor allem in kleineren Gemeinden müsste die sportärztliche Betreuung massiv verbessert werden

Übrigens funktioniert die oben beschriebene soziale Kontrolle in den höheren Ligen genau in die umgekehrte Richtung. Wird hier eine Untersuchung oder Behandlung unterlassen, dann fragen zum Beispiel die lokalen Zeitungen nach, warum der Physiotherapeut denn so nachlässig war und den Spieler nicht zu einem Facharztbesuch motiviert hat. Und spätestens in der zweiten Bundesliga verfügt jedes Team über einen eigenen Mannschaftsarzt. Mehr zu dessen Aufgaben im Kapitel über die Profifußballer.

In der Praxis habe ich folgende Beobachtung gemacht: Je niedriger die Spielklasse, desto rücksichtsloser gehen die Fußballer mit ihrem Körper um. Dieses Verhalten ist aus medizinischer Sicht nicht verständlich, denn die jungen Männer tragen im wahrsten Wortsinn ihre Haut zu Markte. Keiner von ihnen verdient mit dem Fußball seinen Lebensunterhalt und wird es auch nie tun. Sie befinden sich in der Ausbildung, dem Studium oder stehen schon im Beruf. Für diese Aufgaben müssen sie für lange Zeit gesund und fit sein und nicht für das nächste Spiel in der Kreisliga.

> *Je niedriger die Spielklasse, desto rücksichtsloser gehen die Fußballer mit ihrem Körper um*

Der Sprechstunden-Tipp

Die Fragen, die sich jeder Hobby- und Amateurfußballer stellen sollte, lauten: Wollen Sie für den Klassenerhalt eines fünftklassigen Teams Ihre Gesundheit aufs Spiel setzen? Warum wollen Sie ein so hohes Gut investieren, wenn Sie dafür noch nicht einmal Geld bekommen?

Nicht behandelte mittelschwere Knieverletzungen führen unweigerlich zu nachhaltigen Schädigungen des Gelenks

Nicht behandelte mittelschwere Knieverletzungen können sich kurzfristig zu schweren Verletzungen auswachsen und führen unweigerlich zu nachhaltigen Schädigungen des Gelenks. Nun können und wollen sich viele junge Männer eben einfach nicht vorstellen, was Arthrose ist und welche unangenehmen Folgen sie hat. Als 21-Jähriger erscheinen die Leiden der Großmutter wie aus einem anderen Jahrhundert. In der Praxis stellen wir die Dinge positiv dar und schildern den jungen Patienten, was man mit 50 oder 60 Jahren noch alles an Aktivitäten unternehmen kann, wenn die Knie in Ordnung sind. Bleiben die jungen Männer hartnäckig, muss diese Entscheidung respektiert werden. Allerdings mit dem Hinweis, dass sie selbst später einmal die schmerzhaften Konsequenzen zu tragen haben.

Die häufigsten Verletzungen

Spitzengruppe der Verletzungen: Prellungen, Verstauchungen und Zerrungen

Auf dem Fußballplatz zählen zur Spitzengruppe der Verletzungen Prellungen, Verstauchungen und Zerrungen. Außerdem werden immer wieder Bänder, Sehnen und Gelenke lädiert. Auch Meniskusverletzungen sind im Vergleich zu anderen Sportarten relativ häufig.

Beine, Knie und Füße, also neben dem Kopf die wesentlichen Werkzeuge des Sportlers, werden beim Spiel besonders belastet. Fußball ist, wie zum Beispiel Tennis auch, eine Stop-and-go-Sportart, bei der schnelle Wechsel von Laufrichtung und Tempo erforderlich sind. Muskulatur und Gelenke müssen Maximales leisten, wenn ein Spieler aus vollem Lauf abrupt abbremsen muss. Kommt dann noch beim Kampf um den Ball direkter Körperkontakt mit dem Gegenspieler hinzu, potenziert sich natürlich die Verletzungsgefahr.

Der Sprechstunden-Tipp

Obwohl Fußball ein fast lebenslanger Begleiter sein kann, sollten Sie ab 40 nur nach einem gründlichen Check-up auf den Platz. Durch den Besuch beim Internisten lassen sich bislang unerkannte Risiken, etwa für einen Herzinfarkt, erkennen. Auch wenn Sie wissen, dass Sie zu einer Risikogruppe zählen (Übergewicht, Rauchen, Bluthochdruck etc.), sollten Sie vor dem Anpfiff zum Arzt. Grundsätzlich gilt: Kicken Sie niemals mit Fieber. Dadurch kann der Herzmuskel nachhaltig in Mitleidenschaft gezogen werden.

Ab 40 nur nach einem gründlichen Check-up auf den Platz

Kritische Phasen: Nach dem Anpfiff, vor dem Abpfiff

Die Verletzungsgefahr ist erfahrungsgemäß meist zu Beginn und zum Ende einer Partie am größten. In den ersten Minuten eines Matches sind viele Spieler noch mit kalten Muskeln unterwegs und ziehen sich schnell Zerrungen zu.

Die Zeit vor dem Anpfiff ist für die Gesundheit eines Spielers extrem wichtig

Immer gut aufwärmen

Dabei ist vor allem die Zeit vor dem Anpfiff für die Gesundheit eines Spielers extrem wichtig. Ohne Aufwärmen darf es einfach nicht auf den Platz gehen. Bereits mit wenigen Übungen bringt man seinen Körper auf Touren.

Geht's dagegen dem Schlusspfiff entgegen, schwinden oftmals die Kräfte und von den vormals koordinierten Bewegungen bleibt nicht viel übrig. Es ist auch bekannt, dass vor allem in den unteren Ligen, bei Hobbyfußballern sowie während Freizeit- und Betriebsturnieren überproportional viele Verletzungen passieren. Bei den Turnieren steht häufig die gesellige Seite im Vordergrund. Die gegrillten Steaks schmecken mit einem kühlen Pils oder einer Weinschorle einfach am besten. Eine gezielte Vorbereitung auf jedes einzelne Spiel findet kaum noch statt. Mit zunehmender Turnierdauer reduziert sich die Konzentrationsfähigkeit der Kicker.

Bei den Turnieren steht häufig die gesellige Seite im Vordergrund

Der Physio-Tipp

Laufen Sie sich mit und ohne Ball in leichtem Trab ein.
Laufen Sie vorwärts und rückwärts und überkreuzen Sie hierbei die Beine. Zum leichten Gymnastikprogramm mit Beweglichkeitsübungen können Armkreisen sowie Dehnungsübungen für die Waden- und Oberschenkelmuskulatur zählen.
Zum Ende der 15-minütigen Aufwärmphase soll-

ten Sie sich mit Steigerungsläufen an die kommende Belastung heranführen. Ihre Beinmuskulatur bringen Sie mit Sprints und Stretchingübungen auf Betriebstemperatur. Achten Sie auf eine kohlenhydratreiche Ernährung und trinken Sie viel – aber auf keinen Fall Alkohol vor oder während des Spiels.

Neben dem richtigen Aufwärmprogramm können Fußballer auch sonst viel Vorsorge betreiben. Hierbei ist vor allem das Training von Koordination wichtig. Denn wer aus vollem Lauf »abziehen« will oder bei einem Kopfball waagrecht in der Luft liegt, kennt die Bedeutung des Raum-Lage-Empfindens.

Neben dem richtigen Aufwärmprogramm können Fußballer auch sonst viel Vorsorge betreiben

Der Physio-Tipp

Schulen Sie Ihr Körperbewusstsein durch den Einbeinstand auf wackeligem Untergrund. Stellen Sie sich einfach mit einem Fuß und leicht gebeugtem Knie für 20 Sekunden auf ein mehrfach gefaltetes Handtuch. Steigerungsmöglichkeiten: Sie schließen die Augen oder machen Kniebeugen.

Um ein Spiel souverän bis zum Schluss durchzuhalten, braucht es auch ein gerüttelt Maß an Ausdauer, die durch regelmäßiges Jogging erworben wird. Wegen der spezifischen Belastung ist für Fußballer ein ausführliches Dehnprogramm und Ausgleichstraining sehr wichtig. Durch die bei Fußballern häufig anzutreffende starke Oberschenkelmuskulatur wird das Becken nach vorne gekippt. Hierdurch fal-

Ausdauer ist wichtig

len die Sportler ins Hohlkreuz. Dem wirkt ein ausgleichendes Training der Bauchmuskulatur und des Rückens entgegen.

Der Physio-Tipp

Vor allem Fußballer leiden häufig unter Sehnenschmerzen am Knie. Zur Tendinose kommt es, wenn wegen der stark auftrainierten und eventuell verkürzten Oberschenkelmuskulatur zu viel Kraft auf die Sehne einwirkt. Mit einfachen Dehnungsübungen können Sie hier Abhilfe schaffen: Winkeln Sie im Stand ein Kniegelenk Richtung Gesäß an und halten es mit der Hand am Sprunggelenk fest. Unter Beibehalten der aufrechten Oberkörperhaltung ziehen Sie das Knie nach hinten, sodass Sie eine Dehnung am vorderen Oberschenkel bis zum Hüftgelenk spüren. Achten Sie darauf, dass Sie nicht ins Hohlkreuz abweichen! Zur Dehnung der Oberschenkelrückseite legen Sie ebenfalls im Stand ein Bein vor dem Körper gestreckt auf eine Stufe oder eine Bank auf. Neigen Sie den geraden Oberkörper so weit nach vorne, dass Sie einen leichten Muskelzug an der Beinrückseite spüren. Halten Sie beide Übungen drei- bis fünfmal zehn Sekunden lang.

Einfache Dehnungsübungen helfen bei Sehnenschmerzen am Knie

Zur Vermeidung von Verletzungen trägt die richtige Ausrüstung bei. Gehen Sie nur mit erlaubten und geeigneten Fußballschuhen (Nockenschuhe für Hartplätze, Stollenschuhe für Rasen) auf den Platz. Schienbeinschoner sind ein Muss. Auch die Platzwahl ist entscheidend. Auf einem Stoppelacker ist die Gefahr des Stolperns oder Umknickens eben einfach viel größer als auf einer ebenen Fläche.

Ob man ein Spiel unbeschadet übersteht, wird auch im Kopf entschieden. Wer sich auf Fair Play programmiert, sorgt für mehr Spaß beim Sport. Manchmal sollte man einfach akzeptieren, dass der Gegenspieler flinker und geschickter ist. Stoßen, Rempeln, die »Blutgrätsche«, das Hineingehen in den Gegenspieler mit gestrecktem Bein, sind tabu.

Ob man ein Spiel unbeschadet übersteht, wird auch im Kopf entschieden

Ganz wichtig: Das Training ohne Ball

Spätestens seit der Weltmeisterschaft 2006 ist vielen klar geworden, dass Fußballer für ein erfolgreiches Spiel auch die körperlichen Voraussetzungen mitbringen müssen. Hieran hat vor allem Jürgen Klinsmann mithilfe des US-Fitnesstrainers Mark Verstegen hart gearbeitet und anfangs viel Kritik einstecken müssen. Doch das unerwartet gute Abschneiden der deutschen Elf gab ihm schließlich recht. Aus physiotherapeutischer Sicht sind die Klinsmann-Methoden auch für jeden Hobbyfußballer zu empfehlen. Es geht darum, viel mehr als bislang ohne Ball zu trainieren. Nur so können Ausdauer, Sprungkraft, Koordinationsfähigkeit und Schnelligkeit in ausreichendem Maße erlangt werden. Häufig ist jedoch zu beobachten, dass gerade in den unteren Ligen im Training fast ausschließlich nur mit dem Ball gespielt wird. Fehlt die körperliche Fitness, steigt jedoch leider auch die Verletzungsanfälligkeit stark an.

Ausdauer, Sprungkraft, Koordinationsfähigkeit und Schnelligkeit trainieren

Gängige Blessuren kurieren

Nun kann es natürlich trotz bester Vorbereitung und Vorsicht passieren, dass man im Eifer des Gefechts mit dem Fuß umknickt oder vom Gegenspieler einen »Pferdekuss« (für Nichtspieler: Muskelprellung) verpasst bekommt. Die gängigen Blessuren auf dem Fußballplatz lassen sich in den meisten Fällen am besten mit der P-E-C-H-Formel kurieren: Pause, Eis, Compression, Hochlagern (siehe Seite 32). Die sofortige Pause muss sein, auch wenn es vielen Spielern wegen des erhöhten Adrenalinspiegels schwerfällt und sie die Schmerzen noch nicht richtig spüren. Doch wer einfach weitermacht, riskiert eine Verschlimmerung. So kann aus einer einfachen Zerrung ein Muskelfaserriss werden oder der Spieler zieht sich wegen ungeschickter Bewegungen eine weitere Verletzung zu, weil er die lädierte Stelle »schonen« will.

Bei Verletzungen: Die sofortige Pause muss sein, auch wenn es vielen Spielern wegen des erhöhten Adrenalinspiegels schwerfällt

Insgesamt dienen die Maßnahmen der P-E-C-H-Formel dazu, dass das Gewebe nicht weiter anschwillt und die vermehrte Flüssigkeit schneller abtransportiert wird. Das beschleunigt die Heilung.

Mit diesen einfachen Maßnahmen kann der Fußballer bei einfachen Blessuren selbst viel für seine Genesung tun. Erst wenn sich nach zwei bis drei Tagen keine Besserung einstellt, ist der Weg zum Arzt nötig. Dies ist auch der Fall, wenn der Verdacht auf schlimmere Verletzungen wie Knochenbruch oder gerissene Bänder besteht.

Wenn die Verletzung abheilt, kann man wieder mit leichtem Training beginnen. Ganz wichtig ist hierbei die bereits erwähnte Schulung von Koordination und Geschicklichkeit, denn die gehen bei einer Verletzungspause am schnellsten verloren und sind aber für die Vermeidung weiterer Blessuren extrem wichtig.

Grundsätzlich ist das Training von Körperbewusstsein für alle Menschen zu empfehlen. Denn nicht nur ein trainierter Fußballer hüpft über eine Delle im Hartplatz einfach hinweg. Wer seine Geschicklichkeit geschult hat, wird auch als Fußgänger auf einer Bananenschale seltener ausrutschen und sie vielmehr mit einer tänzelnden Bewegung links liegen lassen.

Nach einer Verletzungspause oder gar einer Operation müssen Kraft und Koordination wieder auftrainiert werden. Hierbei gilt eine einfache Regel: Viel hilft viel. Wer viel Zeit mit den richtig dosierten Übungen zubringt, wird schnellere Erfolge erzielen als andere Patienten. Mit einem optimal realisierten Programm kann die Reha-Zeit um bis zu einem Drittel verkürzt werden.

Nach einer Verletzungspause oder gar einer Operation müssen Kraft und Koordination wieder auftrainiert werden

Entscheidend ist die Frage, wie viel Zeit und Geld der Patient investieren möchte. Denn nicht immer sind die besten Möglichkeiten direkt vor Ort gegeben und man muss in die Nachbargemeinde fahren. Hier findet sich dann der kompetente Physiotherapeut, der früher vielleicht sogar mal selbst Spieler war. Er ist der »Streicheltante«, die nur sanfte Massagen ohne Übungen und Bewegungen macht, in jedem Fall vorzuziehen. Im nächsten Kapitel sind die umfangreichen Reha-Möglichkeiten der Profis dargestellt. Wer nicht mit Fußball sein Geld verdient, kann sich aus diesem Angebot das für ihn Passende heraussuchen und auf seine Verhältnisse zuschneiden.

Die Meniskusoperation

Zu den typischen Eingriffen bei verletzten Sportlern wie z. B. Freizeitfußballern gehören Operationen von Meniskusverletzungen, die sich die Spieler auf dem Platz zugezogen haben. Daneben lassen sich auch viele Patienten operieren, deren Meniskus durch Verschleiß geschädigt wurde. Da eine solche Verletzung zu einer Instabilität des Knies und in der Folge zu übermäßigem Gelenkverschleiß (Arthrose) führt, ist eine möglichst frühzeitige operative Stabilisierung unumgänglich. Weil der Meniskus innerhalb des Knies eine Fülle von Funktionen übernimmt (siehe Seite 29) ist es aus heutiger medizinischer Sicht sinnvoll, ihn so lange wie möglich zu erhalten.

Bei Meniskusverletzungen ist eine möglichst frühzeitige operative Stabilisierung unumgänglich

Fast alle Verletzungen des Kniegelenkes können heute im Rahmen eines arthroskopischen Eingriffs (siehe Seite 51) schonend minimal-invasiv versorgt werden. Frische Risse – und nur diese – lassen sich mit besonderen Techniken wieder nähen.

Die Entfernung geschädigter Anteile: So viel wie nötig, so wenig wie möglich

In allen anderen Fällen, wenn das Gewebe nicht mehr vital bzw. irreparabel zerstört ist, werden die geschädigten Anteile entfernt. Hierbei gilt die Devise: So viel wie nötig, so wenig wie möglich. Ein guter Operateur kämpft um jeden Millimeter.

Das Collagen Meniskus Implantat (CMI/MENAFLEX)

Vor allem für Patienten, die hohe Anforderungen an ihre Gesundheit stellen, hat sich ein Verfahren bewährt, das seit einigen Jahren zunehmend an Popularität gewinnt. Bei dieser Methode können die entfernten Teile durch ein spezifisches Material, das Collagen Meniskus Implantat (MENAFLEX), ersetzt werden. Während der minimal-invasiven Operation näht der Arzt das individuell zugeschnittene Implantat einfach an den noch intakten und zuvor präparierten Restmeniskus an.

Damit das Implantat eingesetzt werden kann, müssen ein paar Bedingungen erfüllt sein, die am besten mit dem behandelnden Arzt abgesprochen werden sollten. Wichtig ist zum Beispiel, dass – abhängig von der Defektzone – mindestens ein Viertel des Meniskus zu

Entfernte Teile können durch ein spezifisches Material ersetzt werden

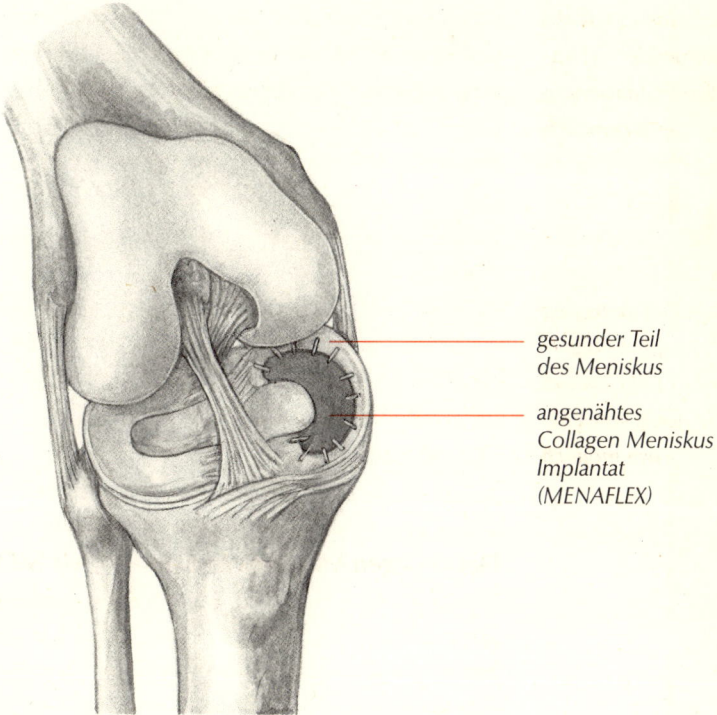

gesunder Teil des Meniskus

angenähtes Collagen Meniskus Implantat (MENAFLEX)

121

ersetzen ist, der Patient keine oder nur geringe Knorpelschäden hat, die Beinachse keine große Fehlstellung aufweist und keine Kapsel- und Bandinstabilitäten vorliegen. Eine Liste mit Operateuren, die MENAFLEX verwenden, gibt es beim Hersteller ReGen Biologics (www.menaflex.com siehe Adressteil).

Entwickelt wurde MENAFLEX von einem Team um den renommierten amerikanischen Sportarzt und Kniespezialisten Dr. Richard Steadman (Vail/Colorado und Kevin Stone (San Francisco), USA), die auch die Microfracture-Methode zur Behandlung von fortgeschrittenen Knorpelschäden kreiert haben (siehe Seite 163).

Collagen Meniskus Implantat:
Interview mit Dr. Richard Steadman

Was ist das Besondere an MENAFLEX, mit dem der geschädigte Meniskus ersetzt werden kann?

Das MENAFLEX besteht aus hochreinem Kollagen, das die gleiche Sichelform wie der Innen- und der Außenmeniskus hat. Wenn man das Implantat durch das Mikroskop genauer betrachtet, erkennt man, dass es wie ein Schwamm aussieht und ganz viele Poren hat.

Warum diese vielen Poren?

Sie wirken wie eine Matrix oder eine dreidimensionale Gitterstruktur, in die dann körpereigene Zellen hineinwandern und mit der Zeit ein meniskusähnliches Material bilden. Gleichzeitig baut sich das Implantat wieder ab.

Wie lange dauert dieser Vorgang?

Nach rund eineinhalb Jahren ist dieser Prozess im Wesentlichen abgeschlossen.

Welche Vorteile haben Patienten vom MENAFLEX?
Klinische Studien in den USA und Europa haben gezeigt, dass MENAFLEX die Bildung von neuem Gewebe stark anregt. Dieses Gewebe ist dann über viele Jahre unverändert stabil. Patienten haben nach dem Eingriff deutlich weniger Schmerzen als zuvor und sie sind rund zwei Jahre nach der OP in etwa genauso aktiv wie vor ihrer Meniskusverletzung.

Was sagen die statistischen Auswertungen?
In rund 90 Prozent aller Fälle war die Behandlung erfolgreich, hier konnte eine deutliche Regeneration des Gewebes festgestellt werden. Diese Patienten haben wieder mehr als 70 Prozent ihrer ursprünglichen Meniskussubstanz. Das heißt, die Betroffenen verfügen über etwa doppelt so viel Meniskusgewebe wie nach einer Teilentfernung, zu der das neue Verfahren ja eine gute Alternative darstellt. Damit ist MENAFLEX die einzige Methode, um zerstörtes Meniskusgewebe biologisch wieder herzustellen. Weltweit wurden bislang mehr als 1500 Patienten mit dem neuen Verfahren erfolgreich operiert.

In rund 90 Prozent aller Fälle war die Behandlung erfolgreich

Für welche Patienten ist MENAFLEX besonders geeignet?
Interessant ist es vor allem für sportlich Aktive, die wieder genauso viel machen möchten wie vor ihrer Meniskusverletzung.

MENAFLEX ist vor allem für sportlich Aktive interessant

Vielen Dank für das Gespräch, Herr Dr. Steadman.

Die Nachbehandlung

Nach einer normalen Kniegelenksspiegelung kann das Bein so stark belastet werden, wie es die Patienten vertragen, Bewegungseinschränkungen bestehen nicht. Wurde der Meniskus genäht, soll für rund sechs Wochen eine Gelenkschiene (Orthese, siehe Seite 131) getragen werden. Bis zur vollen Belastbarkeit des Beines vergehen im Regelfall zwei bis vier Wochen. Die Dauer der Arbeitsunfähigkeit richtet sich natürlich nach der körperlichen Belastung bei der beruflichen Tätigkeit und kann zwischen wenigen Tagen und einigen Wochen liegen.

Bis zur vollen Belastbarkeit des Beines vergehen im Regelfall zwei bis vier Wochen

Wurde MENAFLEX eingesetzt, sollte der Behandlungserfolg nicht durch eine zu frühe und zu starke Belastung gefährdet werden. Insgesamt dauert die Nachbehandlung mit dem MENAFLEX rund acht Wochen, wobei sportliche Aktivitäten im gewohnten Umfang nach frühestens sechs Monaten wieder aufgenommen werden können. Patienten sollten das operierte Knie erst sechs bis acht Wochen nach dem Eingriff wieder voll belasten und mit dem Aufbautraining beginnen. Viel früher, nach bereits zwei bis drei Wochen ist jedoch schon eine sitzende Tätigkeit – zum Beispiel im Büro – in Absprache mit dem Arzt wieder möglich.

Sportliche Aktivitäten nach der OP

Hinsichtlich der sportlichen Aktivitäten sind auch mit einer gut verheilten Meniskusnaht oder nach der Entfernung von sehr kleinen Meniskusteilen keine Einschränkungen zu erwarten. Falls größere Anteile weggenommen werden mussten, sollte wegen der Gefahr der Entstehung einer Arthrose die sportliche Aktivität eingeschränkt werden. Vor allem gelenkbelastende Sportarten wie Fußball, Tennis oder Squash sollten vermieden werden. Ab Seite 184 finden Sie eine Auflistung gelenkschonender Disziplinen.

Der Profifußballer

Die Öffentlichkeit fiebert mit

Der Profifußballer steht unter einem enormen Druck. Er muss jedes Wochenende auf dem Platz seine volle Leistung bringen und wenn sein Verein bei internationalen Wettbewerben mitmacht, ist er auch noch unter der Woche gefordert. Eine zu schlimme Verletzung kann das Karriereende bedeuten. Eine weniger schlimme Blessur bringt ihn aus den Schlagzeilen und reduziert seinen Marktwert.

Die Profikicker bewegen sich in einem komplizierten Geflecht aus Trainer, Mannschaftsarzt, Team-Manager, Zuschauern, Konkurrenzvereinen und den Medien. Eine Verletzung ist niemals reine Privatsache.

Immer wieder habe ich es als Mannschaftsarzt des 1. FC Kaiserslautern erlebt, dass Trainer bestimmte Akteure einsetzen möchten, die aus medizinischer Sicht aber nicht spielbereit sind. Hier ist die sogenannte medizinische Abteilung von Proficlubs gefordert, die Grenzen sehr genau abzustecken und deutlich zu machen, wer welche Aufgabe hat. Der Trainer soll sich um die Aufstellung und die Taktik kümmern, während die Ärzte für das körperliche Wohlergehen der Spieler zuständig sind. So einfach

Der Profifußballer steht unter einem enormen Druck

Trainer versuchen manchmal, bestimmte Spieler einzusetzen, die aus medizinischer Sicht aber nicht spielbereit sind

umsetzen lässt sich dieser Hinweis aber nicht immer, wenn man es als junger Mannschaftsarzt mit Trainer-Haudegen wie Otto Rehhagel oder Karl-Heinz Feldkamp zu tun hat.

Auch die Spieler versuchen ständig, Einfluss zu nehmen

Auch die Spieler versuchen ständig, Einfluss zu nehmen. Steht der Verein im oberen Tabellendrittel, fühlen sich alle Kicker immer fit. Jeder möchte bei der Erfolgsserie dabei sein und seinen Beitrag leisten. Dümpelt der Club dagegen im Tabellenkeller herum, ist der Krankenstand plötzlich höher. Die Spieler erinnern sich an ihre »alten Leiden«, die auf einmal wieder akut werden. Hier ist es als Mannschaftsarzt nicht immer ganz einfach, die medizinische Objektivität walten zu lassen. Sich mit einzelnen Spielern oder kleinen Gruppen privat zu stark einzulassen untergräbt ebenfalls die Position des Arztes.

Sechs Stunden Reha täglich

Bei Profifußballern wird ein Maximalaufwand bei Diagnostik, Therapie und Reha betrieben

Bei Profifußballern wird ein Maximalaufwand bei Diagnostik, Therapie und Reha betrieben. Stets muss der Kicker so schnell wie möglich wieder fit gemacht werden. Ganz schnell kommen da fünf bis sechs Stunden Aufwand alleine für die Rehabilitation zusammen – und zwar am Tag. Es ist leicht ersichtlich, dass nur Profis einen solchen Aufwand betreiben können. Es hat also wenig Sinn, wenn sich Hobbykicker an der schnellen Genesung von Bundesligaspielern orientieren und dann in der Praxis nach dem gleichen Programm fragen, getreu dem Motto: »Herr Doktor, der Schweinsteiger spielt ja auch schon wieder, warum braucht es denn bei mir so lange?«

Was die fußballbegeisterte Nation ebenfalls ständig beschäftigt, ist das sogenannte »Fitspritzen«. Es handelt sich hierbei um eine Sache, die es in Wirklichkeit gar nicht gibt. Wundermittel zur Spontanheilung ernster Verletzungen sind in der Sportmedizin nicht bekannt. Durch das »Fitspritzen« fühlt sich lediglich der Spieler wieder »fit«, das nächste wichtige Spiel zu bestreiten. Und »fit« fühlt man sich dann, wenn man keine Schmerzen mehr empfindet: So einfach ist das – und so gefährlich. Die Ausschaltung des Schmerzempfindens ist mit einem hohen Risiko verbunden. Das körpereigene Alarmsystem zur Meldung ernsthafter Schädigungen ist außer Betrieb. Der Spieler läuft Gefahr, sich weitere Verletzungen zuzuziehen.

Was die fußballbegeisterte Nation ständig beschäftigt: das sogenannte »Fitspritzen«

»Fitspritzen« richtig gemacht

Im Gegensatz zum Profikicker, der mit einem »fit gespritzten« Knie das nächste Fußballspiel bestreitet und sich einem hohen Verletzungsrisiko aussetzt, können Freizeitsportler heute die Erkenntnisse der Sportorthopädie relativ gefahrlos für sich verwenden. Immer häufiger fragen in der Knie-Sprechstunde Patienten nach dieser Möglichkeit. Hier hat in den vergangenen Jahren ein Gesinnungswandel eingesetzt. Im Prinzip geht's um Folgendes: In die verletzte Stelle wird ein örtlich wirkendes Betäubungsmittel gespritzt. Die zuvor verkrampften feinen Äderchen (Kapillaren) entspannen sich, genauso wie die

In die verletzte Stelle wird ein örtlich wirkendes Betäubungsmittel gespritzt

127

umgebenden Muskeln. Weil sich das ganze Gewebe lockert, kommt die Durchblutung wieder in Gang. Der Erguss wird abgetragen, Nährstoffe gelangen schneller an den Ort der Verletzung. Optimal ist es, wenn dieser Prozess durch Lymphdrainage (siehe Abschnitt weiter unten über »Massagen«, Seite 141) unterstützt wird. Um keine weiteren Verletzungen zu riskieren, dürfen die Betroffenen keinesfalls am Tag der Injektion ihren Körper stark belasten. Solange das Betäubungsmittel wirkt, muss das betroffene Körperteil unbedingt geschont werden.

Exkurs: Fußball und Doping

Fußball ist vom Bewegungsablauf und Anforderungsprofil her gesehen eine komplizierte Sportart. Es ist Kraft und Ausdauer, aber auch Technik, Überblick und Kreativität notwendig, um erfolgreich zu sein. Das ist übrigens auch der Grund, warum es im Grunde unmöglich ist, einen Fußballer zu dopen. Aufputschmittel steigern zwar die Laufleistung, schränken aber den Blick für das Spiel ein. Anabolika fördern die Muskelbildung, allerdings auf Kosten der Wendigkeit und Schnelligkeit eines Spielers. In meiner aktiven Zeit als FCK-Mannschaftsarzt habe ich keinen Fall von vorsätzlichem Doping während des Spiels gesehen. Die Fälle, die aufgetreten sind, waren in der Regel darauf zurückzuführen, dass ein Spieler in Unwissenheit ein Erkältungsmittel genommen hatte, das verbotene Substanzen enthielt. In ein oder zwei Fällen bekam ein Spieler während der

Im Grunde ist es unmöglich, einen Fußballer zu dopen

Reha von einem Arzt ein muskelaufbauendes Mittel, offensichtlich in Unkenntnis der Anti-Doping-Regeln des DFB. Auflistungen entsprechender Medikamente und Wirkstoffe gibt es auf der Homepage der Nationalen Anti Doping Agentur Deutschland (www.nada-bonn.de).

Auch muskelaufbauende Mittel verboten

Die Operation bei gerissenen Kreuzbändern

Ersatz kommt aus der Kniekehle

Kaputte Kreuzbänder werden während eines minimal-invasiven Eingriffs repariert, der nur kleinste Narben hinterlässt. Die Kreuzbänder werden durch kör-

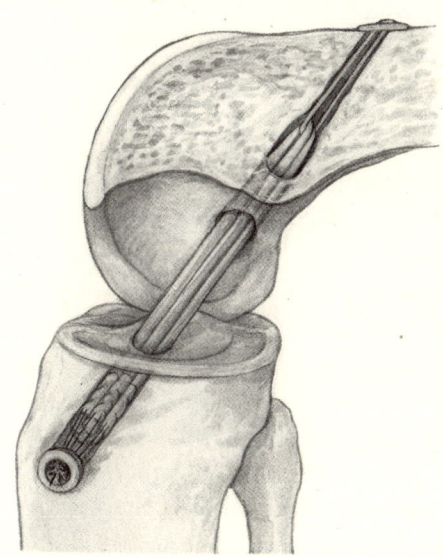

Die Kreuzbänder werden durch körpereigene Sehnen ersetzt

pereigene Sehnen ersetzt, die neuerdings mit einer von uns entwickelten Technik fast unsichtbar aus der Kniekehle entnommen werden. Hier verlaufen vier Sehnen, die die gleiche Aufgabe übernehmen. Daher kann mit gutem Gewissen eine dieser Sehnen entfernt werden. Es gibt bislang keinerlei Erkenntnisse über irgendwelche Folgeschäden. So werden viele Profifußballer mit dieser Methode operiert und bringen nach dem Eingriff wieder Höchstleistungen. Während der Operation wird die Sehne über Knochenkanäle in Schienbein und Oberschenkel exakt an der Stelle platziert, an der sich normalerweise das intakte Kreuzband befindet. Die Ersatzsehne wird dann so fixiert, dass bereits unmittelbar nach dem Eingriff eine ausreichende Stabilität besteht, um das Kniegelenk zu bewegen und zu belasten. Im Verlauf von ungefähr sechs Wochen wächst die Sehne in den Knochen ein. Der Krankenhausaufenthalt beträgt drei bis vier Tage.

Die Doppelbündeltechnik

Die derzeit modernste Operationsmethode: die Doppelbündeltechnik

Die derzeit modernste Operationsmethode zur Reparatur des vorderen gerissenen Kreuzbandes wird als Doppelbündeltechnik bezeichnet. Das Verfahren ist technisch äußerst anspruchsvoll umzusetzen und verlangt vom Chirurgen viel Erfahrung. Entwickelt wurde das Verfahren in den USA und von Dr. Heinz-Jürgen Eichhorn aus Straubing, der die Methode als Erster in Europa angewendet hatte. Während die oben beschriebene Einbündeltechnik, wie der Name bereits sagt, nur mit einem Sehnenstrang das

Kreuzband zu ersetzen versucht hatte, werden bei der Doppelbündeltechnik eben zwei Stränge zwischen Oberschenkel und Schienbein gelegt. Der Vorteil: Die beiden an verschiedenen Stellen fixierten Stränge bringen mehr Stabilität ins Knie. Sie verhindern, dass das Schienbein wie eine Schublade nach vorne und hinten wegrutscht, und geben bei Drehbewegungen des Knies einen größeren Halt.

Der allerneueste Trend aus den USA ist die sogenannte All-Inside-Technik, bei der keine Kanäle mehr von außen gebohrt werden. Das reduziert deutlich die Schmerzen und beschleunigt die Heilung. Eine Studie über die ersten in Deutschland operierten Fälle führen wir 2010 in Kaiserslautern durch.

Die Nachbehandlung

Eine Woche lang soll das operierte Bein mit Gehstöcken entlastet werden, anschließend ist die volle Belastung erlaubt. Ab dem zweiten Tag nach der Operation kann das Knie vorsichtig, zunächst auf einer motorgetriebenen Schiene (CPM), bewegt werden. Für sechs Wochen soll eine Gelenkschiene, die mit Klettbändern befestigt wird (Orthese), getragen werden. In unserer Knie-Sprechstunde haben sich die Modelle des US-amerikanischen Herstellers DJO am besten bewährt. In einer Gemeinschaftsuntersuchung der Universitätsklinik San Diego sowie der Kinderklinik San Diego wurde die mechanische Belastbarkeit von Knieorthesen untersucht. Zehn Produkte verschiedener Hersteller wurden hierbei auf Herz und Nieren überprüft, Testsieger wurden drei DON-

Eine Woche lang soll das operierte Bein mit Gehstöcken entlastet werden

Orthesen sollen das Knie optimal schützen und stabilisieren

JOY® Orthesen von DJO. In der Praxis bedeutet dies für den Patienten, dass die Modelle des Testsiegers das Knie optimal schützen und stabilisieren. Beim Tragekomfort hat sich gezeigt, dass die angesprochenen Orthesen am wenigsten rutschen und drücken. (Weitere Informationen im Adressteil.)

Eine intensive Physiotherapie ist zur Wiedererlangung der vollen Beweglichkeit und zur Kräftigung der Muskulatur erforderlich.

Hinsichtlich sportlicher Aktivitäten sind prinzipiell keine Einschränkungen zu erwarten

Je nach angewandter OP-Technik und individuellem Heilungsverlauf kann zwei bis vier Monate nach der OP mit Joggen begonnen werden. Nach vier bis acht Monaten dürfen die Patienten auch wieder ihren gewohnten Sport treiben. Voraussetzung ist eine ausreichend trainierte, kräftige Muskulatur und dass man mit einem sicheren Gefühl sein operiertes Bein wieder bewegen kann. Die Koordinationsfähigkeit sollte wiederhergestellt sein. Hinsichtlich sportlicher Aktivitäten sind bei günstigem Verlauf und erfolgreicher Reha-Behandlung prinzipiell keine Einschränkungen zu erwarten. Die Arbeitsunfähigkeit dauert je nach beruflicher Belastung vier Wochen bis sechs Monate.

Der Sprechstunden-Tipp

Wenn Sie eine Sportart mit großem Kniestress wie Fußball betreiben, sollten Sie nach einer Kreuzbandrekonstruktion ein ganzes Jahr lang auf Punktspiele verzichten. Studien haben gezeigt, dass damit Ihre Knie wieder die größtmögliche Stabilität erlangen. In dieser Zeit ist das Training von Kondition und Koordination erlaubt und notwendig.

Exkurs: Woran erkennen Sie einen guten Physiotherapeuten?

»Wenn es mit Ihren Knien nicht so rund läuft wie gewünscht, stehen entweder konservative Behandlungen oder aber chirurgische Eingriffe auf dem Therapieplan. Diese Maßnahmen können letzten Endes aber nur dann ein Erfolg werden, wenn Sie in den Händen eines guten Arztes sind und Ihr Physiotherapeut sein Handwerk versteht.

Doch wie finden Sie einen guten Physiotherapeuten?

Eine wichtige Lotsenfunktion hat natürlich Ihr behandelnder Arzt, der Sie möglicherweise auch operiert hat. Wenn Sie von seinen Fähigkeiten überzeugt sind und zwischen Ihnen »die Chemie stimmt«, spricht vieles dafür, dass er Ihnen auch einen guten Physiotherapeuten empfehlen wird. Fragen Sie einfach nach.

Wie finden Sie einen guten Physiotherapeuten?

Ein guter Physiotherapeut hat viel mehr im Repertoire als nur krankengymnastische Übungen. Seine Aufgabe ist es, den Heilungsprozess in den verschiedenen Phasen optimal zu unterstützen und alle negativen Folgeerscheinungen durch operativ bedingte Gelenkruhigstellungen zu vermeiden.

Einen wichtigen Eindruck bekommen Sie schon bei der ersten Kontaktaufnahme. Ihrer Diagnose entsprechend sollte die Terminvereinbarung mit Ihnen sein. Wenn Sie nach einer Kreuzbandoperation länger als zehn Tage auf die erste Sitzung warten müssen, sollten Sie sich weiter umsehen. Bei der Reha nach operativen Eingriffen kann in den ersten Tagen viel versäumt werden, sodass Sie unmittelbar danach gut betreut werden sollten, um ein optimales Ergebnis zu erzielen. Ein weiterer wichtiger Punkt ist die Fähigkeit des Physiotherapeuten, sich auf Ihre Bedürfnisse individuell einzustellen. Die Behandlung kann nicht nach Schema F erfolgen, da Patienten sehr unterschiedlich auf Gelenkruhigstellungen reagieren. Durch eine Befunderhebung sollte der Therapeut Beweglichkeit, Kraftdefizit und Koordinationsfähigkeit überprüfen, um darauf die Schwerpunkte Ihrer individuellen Behandlung abzustimmen. Ein guter Physiotherapeut erkennt, wie er jeden Patienten optimal unterstützen kann. Ein bestimmter Patiententyp kommt zum Beispiel nach einer Kreuzbandoperation eher ängstlich in die Praxis und hat die Hoffnung auf eine normale Funktionsfähigkeit des Knies bereits aufgegeben. »Das wird nie mehr wie früher«, lautet die geäußerte Befürchtung. Hier sind vor allem drei Dinge wichtig: zuhören, aufklären und positiv motivieren. Der Physiotherapeut sollte die Ängste ernst nehmen, aber nicht unkommentiert lassen. So hat der operative Eingriff zum Ersatz gerissener Kreuzbänder viel von seinem früheren Schrecken verloren. Damals wurde das ganze Knie geöffnet – heute hinterlässt die Knopfloch-Chirurgie nur noch kleinste Narben. Statistische Erhebungen zeigen, dass heute mehr als zwei Drittel aller Kreuzband-Patienten die Funktionsfähigkeit ihres operierten Knies als »sehr gut« oder »gut« einstufen. Dies sind Zahlen, die sehr ermutigend sind. Neben diesen Informationen benötigen die eher ängstlichen Patienten auch den Hinweis, dass eine

Ein guter Physiotherapeut erkennt, wie er jeden Patienten optimal unterstützen kann

konsequent umgesetzte Rehabilitation ein ganz wichtiger Baustein für die Wiederherstellung der Kniegelenksfunktion ist. Vor allem nach Operationen gilt der Satz: »Wer rastet, der rostet.« Gerade im Krankenbett erreichen die Muskelrückbildung und der Verlust an Koordinationsfähigkeit gravierende Ausmaße. Dieses Minus muss unbedingt wieder ausgeglichen werden.

Der Gegenpol zum eher ängstlichen Patiententyp sind jene Klienten, die voller Motivation in der Praxis erscheinen – und manchmal in ihrem Elan gebremst werden müssen. Wer vor dem vereinbarten Zeitpunkt seine Orthese bereits ablegt oder meint, auf Gehstöcke verzichten zu können, stabilisiert sein Knie nicht mehr in dem notwendigen Umfang. Er riskiert damit, Rückschläge zu erleiden oder kein optimales Behandlungsergebnis zu erreichen. Die Heilungsprozesse des menschlichen Körpers lassen sich zwar unterstützen, jedoch nicht beliebig beschleunigen. Wenn Sie wollen, dass es schnell geht, halten Sie sich am besten an den Therapieplan Ihres Arztes in Zusammenarbeit mit dem Physiotherapeuten.«

Silke Michelberger, Physiotherapeutin und Sporttherapeutin, Mitarbeiterin der Lutrina Klinik/Kaiserslautern (siehe Adressteil)

Das Reha-Programm der Profis

Muss sich ein Profi gerissene Kreuzbänder oder einen lädierten Meniskus operativ reparieren lassen, wird vieles unternommen, um die unerwünschten

Vor allem nach Operationen gilt der Satz: »Wer rastet, der rostet.«

Manchmal müssen Patienten auch in ihrem Elan gebremst werden

Folgen eines solchen Eingriffs zu minimieren. Es geht darum, die Schmerzen zu lindern, das Gewebe abschwellen zu lassen und die Muskeln wieder aufzubauen. Der Profifußballer steht unter ständiger Beobachtung und täglich werden alle wichtigen Daten erfasst. Mit diesen Informationen können Ärzte und Physiotherapeuten sofort an den Stellschrauben drehen. Sie legen fest, welche Anwendungen und Übungen am nächsten Tag gesteigert oder gedrosselt werden.

Mit einem ganzen Bündel an Mitteln und Maßnahmen werden die Fußballer wieder fit gemacht

Mit einem ganzen Bündel an Mitteln und Maßnahmen werden die Fußballer wieder fit gemacht. Das beginnt sofort nach der Operation. Auf die frische Narbe kommt Elyth® Wundsalbe zur schnelleren Wundheilung. Entwickelt wurde das Medikament für die Behandlung von Brandopfern, doch mittlerweile wird diese Salbe allgemein verwendet.

Enzyme wirken abschwellend

Zur Abschwellung des gereizten Gewebes bei Verletzungen und nach Operationen tragen Enzyme wie Bromelain (wird aus Ananas hergestellt) oder Papain (aus Papaya hergestellt) bei. Die Enzymbehandlung ist für Prellungen, Stauchungen, Verrenkungen und eben nach Operationen geeignet.

Bromelain

Das aus der Ananas gewonnene Enzym Bromelain beschleunigt Heilungsprozesse in mehrerer Hinsicht. Es fördert das Ende von Entzündungen, da es die Reste zerstörter Zellen sowie spezielle Botenstoffe abbaut. Bromelain bringt die Fresszellen des Immunsystems in Schwung. Weil das Enzym bestimmte Proteine in dem verletzten Knie spaltet, schwillt das Gelenk ab. Druck und Schmerzen lassen nach. Das Ananas-Enzym fördert ferner die Durchblutung, wodurch die Regeneration ebenfalls gefördert wird.

Papain

Die eiweißspaltenden Enzyme aus der Papaya werden Papain genannt. Grüne, unreife Papayas enthalten viel mehr Papain als die reife Frucht. Beim Kochen wird das Enzym verwendet, um Fleisch zart zu machen. Hierbei wird die eiweißspaltende Wirkung des Papain genutzt, das das Bindegewebe geschmeidig werden lässt. Weil Papain auch verbrauchtes Gewebe abbaut, fördert es die Wundheilung. Außerdem unterstützt das Enzym das Abklingen von Entzündungen.

Papain fördert die Wundheilung

Der Sprechstunden-Tipp

Am besten nehmen Sie Enzympräparate, die auf rein pflanzlicher Basis hergestellt und sehr rein verarbeitet werden. Aufgrund ihrer guten biologischen Wirksamkeit empfehlen wir in der Knie-Sprechstunde das Präparat ENERGETICUM® Enzym Plus, das sowohl Bromelain als auch Papain enthält (nähere Informationen siehe Adressteil). Für den Behandlungserfolg ist wichtig, dass Sie die Enzyme richtig dosiert und lange genug einnehmen: bei akuten Beschwerden

Für den Behandlungserfolg ist wichtig, dass Sie die Enzyme richtig dosiert und lange genug einnehmen

mindestens eine Woche, bei chronischen Leiden nicht unter vier Wochen. Da die Enzyme aus tropischen Früchten gewonnen werden, können sich leichte Verdauungsbeschwerden zeigen. Wenn Sie allergisch auf Südfrüchte wie Ananas oder Papayas reagieren, sollten Sie vor einer Enzymtherapie mit Ihrem Arzt sprechen.

Damit das Knie wieder schön schlank wird: Aqua-Jogging

Damit das Knie wieder schön schlank wird und die Patienten ihre Koordinationsfähigkeit schnell wieder herstellen, schicken die Physiotherapeuten ihre Klienten häufig zum Aqua-Jogging. Das Wasser trägt die Menschen, sodass die Knie wenig belastet werden. Außerdem sorgt der Wasserdruck dafür, dass die Gelenke abschwellen. Physiotherapeuten stellen die Übungen zusammen. Auch an Ihrem Heimatort gibt es in Schwimm- und Hallenbädern bestimmt die Möglichkeit, an Aqua-Jogging-Kursen teilzunehmen.

Neben dem Aqua-Jogging gibt es noch eine ganze Reihe an Übungen, die auf dem Trockenen absolviert werden. Eine entsprechende Auswahl zur Wiedererlangung von Kraft und Koordination finden Sie am Ende des Buches ab Seite 223.

Vibrationstraining

Vibrationsgeräte sind für Hochleistungssportler genauso geeignet wie für Senioren. Durch die Übungen auf der vibrierenden Scheibe werden der Stoffwechsel und die Blutzirkulation angeregt, Muskelkraft und Knochendichte nehmen zu, die

Koordinationsfähigkeit verbessert sich. In unserer Knie-Sprechstunde haben wir mit diesen Geräten sehr gute Erfahrungen gemacht (siehe Bericht des Arthrosepatienten Manfred Neitzel auf Seite 207ff.).

Russische Weltraum-Mediziner haben Vibrationsgeräte erstmals in den 1970er-Jahren bei ihren Kosmonauten eingesetzt, um dem Muskelschwund in der Schwerelosigkeit entgegenzuwirken. Das Training dauert nur zehn Minuten und ist ganz einfach: draufstellen, Knopf drücken, los geht's. Die Bodenplatte vibriert 30- bis 50-mal pro Sekunde. Hierdurch werden fast alle Muskeln, auch die tief liegenden, angesprochen. Es kommt zu einem schnellen Wechsel von An- und Entspannung. Je nachdem, welche Körperpartie aktiviert werden soll, nehmen die Teilnehmer bestimmte Positionen auf der Rüttelplatte ein und setzen sie für eine knappe Minute in Bewegung. Pro Woche sind zwei oder drei Trainingseinheiten völlig ausreichend. Sorgen Sie dafür, dass Sie von einem erfahrenen Trainer angeleitet werden.

Das Training dauert nur zehn Minuten und ist ganz einfach

Ein erfahrener Trainer ist wichtig

Vibrationsgeräte beschleunigen Genesung

Vor allem Patienten mit einem Interesse an schneller Genesung profitieren von Vibrationsgeräten. Dies ergab eine Studie, die an der Lutrina Klinik an Patienten durchgeführt wurde, die sich zuvor einer operativen Kreuzband-Reparatur unterzogen hatten. Zu den zentralen Problemen im postoperativen Verlauf nach dem Ersatz des vorderen Kreuzbands zählen Muskelschwund, Beweglichkeits- und

Koordinationsstörungen. Drei Wochen nach der Operation stiegen die Patienten im Gegensatz zur Kontrollgruppe zweimal die Woche für eine Viertelstunde auf ein Trainingsgerät – mit messbarem Erfolg. Sechs Wochen nach dem Eingriff waren ihre Oberschenkel im Schnitt um vier bis fünf Zentimeter dicker als jene der Kontrollgruppe. Erst ein Vierteljahr nach der Operation konnten keine Unterschiede mehr zwischen beiden Patientengruppen gemessen werden.

Muskeln werden schneller wieder aufgebaut

Mittlerweile gibt es eine Weiterentwicklung der klassischen Rüttelplatte. Der Physiomat® des deutschen Herstellers EPL (siehe Adressteil) vibriert nicht nur, sondern verfügt über zwei bewegliche Messplatten mit Bewegungsfeedback. Die Wirksamkeit des Vibrationstrainings wird durch spezielle Übungen gesteigert. Auf einem Bildschirm zeigt das Gerät, welche Übungen der Benutzer absolvieren soll und wie er sich angestellt hat. Die gespeicherten Ergebnisse erlauben eine Dokumentation des Trainingsfortschritts. Der Physiomat® verfügt über ein Programm zur Behandlung der Kniearthrose und kann innerhalb von zwei bis drei Minuten eine muskuläre Dysbalance erkennen, also eine Asymmetrie in der muskulären Leistungsfähigkeit etwa der beiden Knie. Mithilfe eines in den Physiomat® integrierten Motorik-Tests können Koordination und Reaktionsfähigkeit visualisiert und gemessen werden.

Eine Weiterentwicklung: der Physiomat®

Massagen und weitere Anwendungen

Eine extrem wirksame und schmerzfreie Behandlung des frisch verletzten Knies stellt die Lymphdrainage dar. Diese spezielle Massagetechnik »entstaut« das Gewebe und sorgt dafür, dass die angesammelte Lymphflüssigkeit samt der darin enthaltenen unerwünschten Abbauprodukte abfließt. Der Stoffwechsel kommt in Schwung. Nährstoffe erreichen wieder schneller die verletzte Region.

Etwas kräftiger als bei der Lymphdrainage werden die Betroffenen bei der klassischen Massage angepackt. Das deutliche Durchkneten der Muskeln dient der Aktivierung, sanftes Entlangstreichen dagegen sorgt für Entspannung.

Eine extrem wirksame und schmerzfreie Behandlung des frisch verletzten Knies stellt die Lymphdrainage dar

Der Sprechstunden-Tipp

Auf keinen Fall sollten Sie eine Massage als unangenehm empfinden. Sonst verkrampfen Sie sich und der angestrebte Effekt wird nicht erreicht. Notfalls wechseln Sie den Masseur.

Ebenfalls entspannend wirken Dampfbäder, Fango-Anwendungen und Aufenthalte im Whirlpool.

Ist die Heilung vorangeschritten, beginnt die Kooperation von Physiotherapeut und Fitnesstrainer. Dieser schickt die Kicker für leichte Läufe in den Wald, damit es mit der Kondition wieder aufwärtsgeht. Gleichzeitig beginnen die ersten leichten Übungen mit dem Ball.

Heute gibt es gute Möglichkeiten, die Fitness und Beweglichkeit objektiv zu erfassen. So dokumentie-

Entspannend wirken auch Dampfbäder, Fango-Anwendungen und Aufenthalte im Whirlpool

ren Druckmessplatten im Boden genau die Zeit und die Kraft, mit der die Probanden ihre Haken laufen, wenn sie rot-weiße Pylons umkurven. Hat der Spieler wieder 90 Prozent oder mehr seiner früheren Leistungsfähigkeit erreicht, darf er wieder am Mannschaftstraining teilnehmen. Dann ist er aus der Obhut des Arztes in die des Trainers übergegangen.

Tipps vom Europameister: Stefan Kuntz. Interview

Stefan Kuntz empfiehlt Fußballspielern, auch viele andere Sportarten zu betreiben

Der ehemalige Fußballprofi Stefan Kuntz wurde mit der deutschen Nationalelf im Jahr 1996 Europameister und gewann mit dem 1. FC Kaiserslautern den DFB-Pokal (1990) und ein Jahr später die Deutsche Meisterschaft. Zweimal wurde Kuntz in der Bundesliga Torschützenkönig. Heute arbeitet er als Manager beim VfL Bochum.

Stefan Kuntz empfiehlt Fußballspielern, auch viele andere Sportarten zu betreiben.

Herr Kuntz, wie geht's Ihren Knien heute?
Stefan Kuntz: Traumhaft. Ich habe keinerlei Beschwerden, die mit meiner langen Profikarriere zu tun haben.

Haben Sie eine besondere Kniefitness? Halten Ihre Knie mehr aus als die vieler anderer Fußballer?
Mein Knochenbau ist offenbar besonders stabil. Außerdem ist mein Muskulaturapparat etwas ausgeprägter als bei anderen und hat viel von den Belastungen fernhalten können.

Gibt es noch andere Gründe, warum Sie quasi verletzungsfrei durch Ihre lange Bundesliga-Karriere gekommen sind?

In meiner Schulzeit habe ich auch viele andere Sportarten außer Fußball betrieben – also zum Beispiel Leichtathletik, Handball und Basketball. In meiner Ausbildung zum Polizisten ging's dann weiter mit recht viel Schwimmen und eine Form von Selbstverteidigung kam hinzu. Die Gesamtausbildung in jungen Jahren war recht komplex, das hat insgesamt eine sehr gute Koordinationsfähigkeit ergeben. Außerdem war nach den Fußballspielen die Regenerationszeit immer sehr gut.

Das Fußballtraining alleine reicht wohl nicht aus.

Absolut. Vor allem kommt es darauf an, auch schon den Kindern vielfältige Bewegungen zu ermöglichen. Bei uns war es völlig normal, dass wir vom Nachbarn eingeladen wurden und auf die Bäume geklettert sind zum Kirschenpflücken. Oder wir haben auf einem unebenen Bolzplatz Fußball gespielt, im Winter auf zugefrorenen Seen Eishockey gespielt und sind im Sommer Rollschuh und Fahrrad gefahren. Ich denke, dass hierdurch ein wichtiger Grundstein gelegt wird.

Auch schon den Kindern vielfältige Bewegungen ermöglichen

Welche weiteren Ratschläge können Sie den Hobby- und Amateurfußballern geben?

Ein wichtiger Aspekt ist, wie gesagt, die Muskulatur, die schon viel abfängt. Eines muss man auch noch sehen: Die meisten Verletzungen, die ich bei anderen beobachtet habe, entstanden aus einer gewissen Müdigkeit heraus. Es ist wichtig, dass man sich

143

ausreichende Ruhezeiten einräumt. Und in den unteren Spielklassen hat auch Alkohol eine negative Wirkung.

Sie meinen die Freizeit-Turniere am Wochenende, bei denen sich die Spieler am Grillstand noch zuprosten und dann aufs Spielfeld marschieren?
Wenn man samstags bis nachts um fünf Uhr auf die Piste geht und hat drei Promille im Blut, ist am anderen Tag die Wahrscheinlichkeit einer Verletzung größer, als wenn man ausgeschlafen und nüchtern auf den Fußballplatz geht. Ganz einfach.

Ausgeschlafen und nüchtern auf den Fußballplatz gehen

Können Sie bestimmte Tipps fürs Training geben?
Also, ich würde immer unter der Anleitung eines Fachmannes Übungen mit dem Eigengewicht machen. Wenn man an die Geräte gehen will, sollte man das auch unbedingt immer mit einem Fachmann tun. Sonst kann es ganz schnell kontraproduktiv werden.

Sie als ehemaliger Stürmer waren ja in ganz besonderer Weise den gegnerischen Angriffen ausgesetzt. Wie haben Sie sich dennoch geschützt?
Die koordinative Ausbildung braucht man eigentlich immer. Und eines muss man auch klar sagen: So richtige Unfälle kann man gar nicht vermeiden, das würde ich nicht so abhängig von der Position Stürmer oder Verteidiger machen. Ein gutes Training reicht.

Ein gutes Training ist wichtig

Eine Ihrer wenigen Knieverletzungen betraf das Innenband, das Sie sich beim Training einmal gerissen haben. Wie wurden Sie behandelt?

144

Dadurch, dass das Ganze in den 80er-Jahren statt-
fand, bin ich noch operiert worden. Heute würde
man das ausschließlich konservativ behandeln.

Und wie sah die anschließende Reha aus?
Ja, das war einfach sensationell. Ich hatte immer sehr
gute Reha-Trainer und hatte als Profi logischerweise
auch die Zeit, jeden Tag fünf bis sechs Stunden Reha
zu machen.

Reha – fünf bis sechs Stunden täglich

So viele Stunden, ist das normal?
In der Bundesliga schon. Deshalb sind Profis auch
viel schneller wieder fit als ein Normalbürger, der mit
der Verletzung noch arbeiten gehen muss. Ihm fehlt
außerdem häufig die innere Bereitschaft, so viel in
die Reha zu investieren.

Erwachsene zwischen 30 und 60

Den Verschleiß stoppen – Lebenswandel ändern

Bereits jetzt, mit Beginn des vierten Lebensjahrzehnts, machen sich bei manchen Menschen deutliche Abnutzungserscheinungen in den Knien bemerkbar. Die Menschen zwischen 30 und 60 treiben meist noch aktiv Sport, doch der Zahn der Zeit nagt am Knorpel und trübt das Gemüt. Die schmerzenden Knie reduzieren nicht nur den Freizeitspaß, sondern sie sind bei zahlreichen Patienten in der Knie-Sprechstunde auch eine ernste Gefahr für den Beruf. Wer körperlich hart arbeiten muss und den ganzen Tag auf den Beinen ist, braucht gesunde Knie. Sonst kann er seine Tätigkeit als Maurer, Bäcker oder Lagerist nicht weiter ausüben. Zugespitzt formuliert bedeutet dies, dass die schmerzenden Knie den Job in Gefahr bringen können.

Da die Betroffenen dies meistens auch ahnen und vor den Konsequenzen zurückschrecken, gehen sie leider häufig zu spät zum Arzt. Sie machen es wie viele von uns auch: Unangenehme Dinge werden verdrängt und hinausgeschoben. In der Zeit des Nichtstuns verschlimmert sich jedoch meistens der Zustand der Knie.

Bereits mit 40 machen sich bei manchen Menschen deutliche Abnutzungserscheinungen in den Knien bemerkbar

Leider wird häufig zu spät ein Arzt aufgesucht

Der Sprechstunden-Tipp

Wenn Sie über mehrere Wochen lang diese Anzeichen bemerken, sollten Sie einen Arzttermin vereinbaren: Das Knie schmerzt morgens beim Aufstehen, beim Treppensteigen oder beim Tragen von schweren Gegenständen. Außerdem knirscht es im Gelenk.

In der Knie-Sprechstunde geht es zumeist darum, den Betroffenen den Ernst der Lage zu verdeutlichen

In der Knie-Sprechstunde geht es zumeist darum, den Betroffenen den Ernst der Lage zu verdeutlichen. Ist der Verschleiß des Gelenks bei körperlich arbeitenden Menschen stark fortgeschritten, sollte darüber nachgedacht werden, wie der Stress für das Knie reduziert werden kann. Vielleicht besteht die Möglichkeit, das berufliche Einsatzgebiet zu verändern, oder sogar eine Umschulung könnte interessant sein.

Auch für Büroarbeiter bringen schmerzende Knie einige Nachteile mit sich. Wer hinkt oder gebeugt läuft, macht keinen guten Eindruck. Der starke Auftritt in Meetings oder Gehaltsverhandlungen erscheint gefährdet.

Eine ganzheitliche Behandlung schmerzender Knie bezieht den Lebenswandel mit ein

In der Mitte des Lebens oder kurz danach bezieht eine ganzheitliche Behandlung schmerzender Knie in aller Regel auch den Lebenswandel mit ein. Es geht darum, den Berufsalltag knieschonend zu gestalten, Sportarten zu finden, die für die Gelenke gut geeignet sind (siehe Seite 184ff.), das Knorpelgewebe mit Nährstoffen ausreichend zu versorgen (Seite 175ff.) – und auch die Ernährung spielt eine sehr große Rolle.

Die kniegesunde Ernährung:
Sauer macht nicht lustig

Im menschlichen Körper können die zahlreichen Stoffwechselvorgänge nur dann optimal ablaufen, wenn der Säuregehalt stimmt. Wir fühlen uns gesund und leistungsfähig bei einem pH-Wert zwischen 7,35 und 7,45. Kommt es zu Störungen, bildet der Körper zunächst Puffersysteme, um den pH-Wert aufrechtzuerhalten.

Für das Verständnis der biologischen Grundlagen ist noch eine andere Tatsache ganz wichtig, die mit dem Nährstofftransport zu tun hat. Hierzu muss man wissen, dass der menschliche Organismus zu 60 bis 70 Prozent aus Wasser besteht, das zu zwei Drittel innerhalb und einem Drittel außerhalb der Zellen vorkommt. Im Wasser sind die lebensnotwendigen Nährstoffe gelöst. Mithilfe einer ganz geringen elektrischen Spannung gelangen diese Nährstoffe in die Körperzellen. Damit diese Spannung zustande kommt, sind die Elektrolyte Natrium, Kalium, Magnesium, Calcium und Chlorid von großer Bedeutung. Nun wird die Konzentration der Elektrolyte wesentlich durch das Säure-Basen-Verhältnis bestimmt. Eine Übersäuerung des Gewebes, wie sie unter den heutigen Ernährungs- und Zivilisationsbedingungen vorherrscht, stört die Elektrolytkonzentration und beeinträchtigt den Stoffwechsel sowie den Energiehaushalt des Körpers.

Der Nährstofftransport

Ursachen der Übersäuerung

Viele Menschen werden deshalb zu sauer, weil sie sich zu wenig bewegen, zu viel Stress haben und das Falsche essen. Der Geschmack der Nahrung ist als Wegweiser ungeeignet, da vor allem Produkte, die gar nicht sauer schmecken, im Körper sauer abgebaut werden. Beispiele hierfür sind Käse, Süßigkeiten, Teigwaren oder Fleisch.

Eine Übersäuerung des Gewebes läuft meistens über viele Jahre ohne akute Erkrankung ab

Eine Übersäuerung des Gewebes läuft meistens über viele Jahre ohne akute Erkrankung ab. Hierbei passiert Folgendes: Die überschüssige Säure wird vom Körper in der Anfangszeit noch neutralisiert. Hierzu greift er auf Mineralstoffe wie Magnesium zurück und baut diese zu Basen um. Weil der Organismus aufgrund unserer Ernährungsgewohnheiten die meiste Zeit zu sauer ist, sind irgendwann die natürlichen Vorräte der Mineralstoffe aufgebraucht. Überschüssige Säuren können nicht mehr neutralisiert werden, sie lagern sich im Bindegewebe ab. Hier stimmt der pH-Wert nicht mehr und es kommt zu einer lokalen Übersäuerung. Dies kann zu vielen, ganz unterschiedlichen Symptomen führen: Sodbrennen, Müdigkeit, Kopfschmerzen, Hautausschläge und Gelenkschmerzen.

Übersäuerung des Gewebes – ein wesentlicher Faktor bei der Entstehung der meisten Knochen-, Gelenk-, Sehnen- und Bandscheibenleiden

Vor allem bei Erkrankungen des rheumatischen Formenkreises spielt die eingelagerte Säure eine große Rolle. Die im Bindegewebe eingelagerte Säure schädigt Knochen und den Gelenkknorpel. Somit ist die chronische Übersäuerung des Gewebes ein wesentlicher Faktor bei der Entstehung der meisten Knochen-, Gelenk-, Sehnen- und Bandscheibenleiden. Natürlich spielt die Übersäuerung auch eine zentra-

150

le Rolle bei der Entstehung der Arthrose (Knorpel-verschleiß). Die Säure frisst gewissermaßen den Knorpel auf.

Auch die Schulmedizin widmet dem angemessenen pH-Wert ihre Aufmerksamkeit – allerdings nur nach schweren Verletzungen oder Operationen. In diesen Situationen gehört eine Analyse des Blutgases zur Routine und es wird vieles unternommen, um das Säure-Basen-Gleichgewicht wieder herzustellen. Sobald die Patienten jedoch die Intensivstation verlassen haben, sind sie in Sachen Übersäuerung und deren Vermeidung wieder auf sich allein gestellt.

Der Sprechstunden-Tipp

Mithilfe eines pH-Teststreifens, den Sie in jeder Apotheke bekommen, können Sie feststellen, ob Sie zu sauer sind oder nicht. Halten Sie den Streifen einfach in Ihren Morgenurin (vor dem Frühstück). Liegen die Werte zwischen 7 und 8, ist alles ok. Ein pH-Wert unter 7 zeigt eine Übersäuerung an. Je niedriger der Wert, desto saurer sind Sie. Häufig finden sich recht saure Werte zwischen 5 und 6.

Feststellen, ob Sie zu sauer sind

Ernähren Sie sich basisch

Sie können jeden Tag entscheiden, was Sie zu sich nehmen. Keiner zwingt Sie dazu, sich weiterhin ungesund zu ernähren. Die Grundregel einer ausgewogenen Ernährung lautet: 80 Prozent basisch oder neutral, 20 Prozent sauer.

Säurebildende Nahrungsmittel	Basenbildende Nahrungsmittel
Fleisch, Wurst, Fisch	Blattsalate
Süßwaren	Gemüse
Alkohol, Cola, Kaffee	Obst, Obstessig
Eier, Käse	Kartoffeln
Weißmehlprodukte	Molke
Reis, Teigwaren	Kräutertee

Bestehen bereits Erkrankungen, reicht eine Ernährungs- umstellung meist nicht mehr aus

Bestehen jedoch bereits Erkrankungen, reicht eine Ernährungsumstellung meist nicht mehr aus. Ihr Körper braucht zusätzliche basische Medikamente und Mineralstoffe, um seine Depots wieder aufzufüllen und die Übersäuerung abzubauen. Hierdurch werden die eingelagerten Säuredepots in Bindegewebe, Muskeln, Knorpel und Knochen wieder aufgelöst.

Basische Medikamente

Als hilfreich in unserer Sprechstunde hat sich das Produkt ENERGETICUM® Base Natur erwiesen, das in Apotheken vertrieben wird (Informationen im Adressteil). Stoffwechsel und Allgemeinbefinden verbessern sich hierdurch meistens recht schnell innerhalb weniger Wochen. Die Bereitschaft des Körpers für therapeutische Verfahren zur Linderung anderer Leiden wird gefördert.

Achtung: Bei schweren Nierenerkrankungen dürfen Sie die Tabletten nicht nehmen.

Wenn Sie sich dazu entschließen, Ihren Körper zu entsäuern – haben Sie Geduld mit ihm. Ihr Organismus wird immer nur so viel an eingelagerter Säure freisetzen und abbauen, wie er auch verkraften kann. Der Stoffwechsel hält dabei jenes Maß, das für ihn verkraftbar ist. Es ist biologisch sinnvoll, den Entsäuerungsprozess nicht in Wochen durchziehen zu wollen, sondern in ein paar Monaten zu absolvieren.

Der Sprechstunden-Tipp

Während der aktiven Entsäuerung benötigt Ihr Körper besonders viel Calcium. Es ist das Hauptmineral der Entsäuerung. Wichtige Calcium-Lieferanten sind Milchprodukte, Lachs sowie Hülsen- und Zitrusfrüchte.

Viel gutes Wasser trinken

Außerordentlich wichtig für einen gesunden und funktionsfähigen Knorpel sind vor allem drei Dinge: Wasser, Wasser und Wasser. Doch kaum einer von uns trinkt die notwendigen 2,5 bis 3 Liter am Tag. Wasser ist für den Stoffwechsel von zentraler Bedeutung, denn es hat eine wichtige Transportfunktion. Nur wenn Gewebe richtig »durchsaftet« ist, wird es mit Nährstoffen versorgt und der Abtransport von Abbauprodukten geht flott voran. Trinken Sie am besten so häufig es geht, denn wenn Sie richtig Durst haben, ist das schon ein Zeichen ernsten Mangels. Ein guter Indikator, ob Sie genügend Wasser aufgenommen haben, ist die Farbe Ihres Urins: Hellgelb sollte er sein.

Außerordentlich wichtig: Wasser, Wasser und Wasser

> ### Der Sprechstunden-Tipp
>
> Nehmen Sie sich Ihre Getränke mit an den (Büro-) Arbeitsplatz und stellen Sie sie in Sicht- und Reichweite auf. Setzen Sie auf stilles Mineralwasser, Kräutertee oder ungesüßte Säfte. Oft haben die Getränke nicht die gewünschte Temperatur, um ein oder zwei Gläser hintereinander zu trinken. Im Sommer hilft eine leichte Kühlung durch das Deponieren im Kühlschrank. Im Winter trinken sich warme Tees oder auch ein leicht erwärmtes Mineralwasser einfach leichter als zu kühle Getränke.

Getränke an den Arbeitsplatz mitnehmen

Wer will, kann sich die Fahrten zum Getränkemarkt sowie die Einkaufskosten für gutes Wasser sparen. Es gibt erprobte Geräte, die das Leitungswasser hochgradig filtern, die Makrostruktur positiv beeinflussen und so beinahe die Qualität von frischem Quellwasser erzeugen.

Der Vitalstoffbedarf.
Interview mit Tamara Ruzek

Zur Prävention und Therapie: maßgeschneiderte Gabe von Vitalstoffen

Die Ärztin und Vitalstoff-Expertin Tamara Ruzek leitet das Ärztliche Gesundheitszentrum energyfarm in Kaiserslautern. Sie setzt bei der Prävention von Beschwerden und der Therapie von Krankheiten auf die maßgeschneiderte Gabe von Vitalstoffen.

Frau Ruzek, warum sind Vitalstoffe so wichtig für den menschlichen Körper und was genau ist darunter zu verstehen?
Als Vitalstoffe wird eine Reihe von lebensnotwendi-

154

gen Substanzen bezeichnet. Hierzu zählen Vitamine, Spurenelemente, Mineralstoffe und Pflanzenstoffe. Bis auf wenige Ausnahmen kann der Körper diese Substanzen nicht selbst produzieren, sie müssen von außen zugeführt werden. Geschieht dies nicht in ausreichender Menge, kann ein Mangel an Vitalstoffen zu Funktionsstörungen und Beschwerden bis hin zu ernsthaften Erkrankungen führen.

Wie kann sich so ein Mangel konkret äußern?
Um ein einfaches Beispiel zu nehmen: Vielen von uns ist zum Beispiel bewusst, dass Wadenkrämpfe sehr gut mit der zusätzlichen Einnahme von Magnesium, Calcium und Kalium behandelt werden können. Der Körper hat in Zeiten erhöhter Aktivität einen gesteigerten Bedarf an diesen Substanzen.
Auch an Antioxidanzien haben Freizeitsportler einen erhöhten Bedarf. Während der körperlichen Belastung steigt die Aufnahme von Sauerstoff und der oxidative Stress nimmt zu. Antioxidanzien wie die Vitamine C und E schützen vor den freien Radikalen, die dabei auftreten.

Antioxidanzien, oxidativer Stress, freie Radikale – was hat es damit auf sich?
Stoffwechselvorgänge im Körper erzeugen oxidativen Stress, weil ständig bestimmte Sauerstoffverbindungen, sogenannte freie Radikale, entstehen. Diese sind unter anderem auch fürs Kniegelenk schädlich, denn sie zerstören den Knorpel. Die natürlichen Gegenspieler der freien Radikale sind die Antioxidanzien wie die Vitamine C und E. Antioxidanzien werden daher auch als Radikalenfänger bezeichnet.

Ein Mangel an Vitalstoffen kann zu Funktionsstörungen und Beschwerden bis hin zu ernsthaften Erkrankungen führen

Freie Radikale sind unter anderem auch fürs Kniegelenk schädlich

Wieso leiden heute so viele Menschen unter einem Mangel an Vitalstoffen?

Im normalen Berufsalltag ist der Bedarf an Vitalstoffen um ein Vieles höher, als es uns bewusst ist

Im normalen Berufsalltag ist der Bedarf an Vitalstoffen um ein Vieles höher, als es uns bewusst ist. Wir tun uns schwer damit, die ausreichende Menge an Vitaminen & Co. aufzunehmen. Zum einen zerstört die vielfach saure Ernährung einen guten Teil der wichtigen Vitalstoffe. Zum anderen haben wir, sobald wir unter erhöhtem Stress stehen, einen erhöhten Verbrauch an Vitalstoffen. Ärgern wir uns, verbraucht der Körper innerhalb von zwei bis drei Stunden bis zu dreimal so viel Magnesium und Vitamin C als sonst.

Gibt es darüber hinaus noch weitere Ursachen?

Die Konzentration an Vitalstoffen in unserer Nahrung hat deutlich nachgelassen

Die Konzentration an Vitalstoffen in unserer Nahrung hat erwiesenermaßen in den vergangenen Jahren deutlich nachgelassen. Die Gründe hierfür liegen in der industriell betriebenen Landwirtschaft auf ausgelaugten Böden sowie den langen Transport- und Lagerzeiten. Häufig werden die Früchte noch unreif geerntet und quer durch Europa gefahren oder, noch schlimmer, mit dem Flugzeug um die halbe Welt geflogen. Hierbei reifen sie zwar vom Geschmack her nach, aber ihr ohnehin schon niedriger Vitaminpegel geht auf dem langen Weg zum Verbraucher noch weiter in den Keller.

Woran kann ich als Kunde gute Qualität erkennen?

Oftmals erfüllen die angebotenen Lebensmittel nicht mehr die wichtigste Grundbedingung eines Lebensmittels: Sie leben selbst nicht mehr. Wenn sich ein Apfel nach einigen Wochen in der Küche immer noch nicht verfärbt, sollte man misstrauisch werden. Ein wichtiger Indikator für gute Qualität und viele wertvolle Inhaltsstoffe ist außerdem der Geschmack. Wenn die Dinge so schmecken, wie sie heißen, ist das ein gutes Zeichen. Mit anderen Worten: Eine Tomate sollte auch nach Tomate schmecken.

Was also sollten Verbraucher tun?
Sie sollten auf naturnah erzeugte Lebensmittel aus der heimatlichen Region setzen und sie entsprechend den Jahreszeiten einkaufen. Erdbeeren im Dezember und Spargel im Januar bringen beinahe jeden Organismus durcheinander. Anbauverbände wie demeter versprechen eine hohe Qualität. Wer aus Zeitnot nicht so häufig einkaufen gehen kann, sollte auf Tiefkühlkost setzen. Die ist erntefrisch eingefroren, sodass viele Vitamine erhalten bleiben.

Einkauf

Und auf was ist beim Umgang mit Obst und Gemüse zu Hause zu achten?
Viele Vitalstoffe sind sensible Zeitgenossen. Lange Lagerzeiten vertragen sie nicht, daher ist einkaufen – zubereiten – essen am gleichen Tag das Allerbeste. Und wenn Obst und Gemüse gelagert werden müssen, ist der Kühlschrank der optimale Ort. Salat sollte nur kurz gewaschen werden, damit sich die wertvollen Vitalstoffe nicht Richtung Abfluss verabschieden, und bei der Zubereitung von Gemüse ist kurzes Dünsten optimal.

Lagerung

Nun hört man ja immer wieder, dass man mit fünf Portionen Obst und Gemüse am Tag gut über die Runden kommt.

Es ist eine prima Sache, wenn man diese Vorgabe der Deutschen Gesellschaft für Ernährung (DGE) einhalten kann. Viele von uns schaffen es zum Beispiel aufgrund ihrer beruflichen Belastung aber nicht, fünfmal am Tag etwas Frisches zu essen. Und noch zwei Dinge sind ganz entscheidend: Bei zahlreichen Menschen zeigen sich gegenüber bestimmten Nahrungsmittelsorten Unverträglichkeitsreaktionen des Immunsystems. Die häufigsten unverträglichen Nahrungsmittel sind Getreide, Ei und Milch.

Zum anderen gibt es unterschiedliche Verdauungstypen. Für manche ist der abendliche Salat mit Yoghurt-Dressing kein großes Problem, anderen wiederum liegt diese Speise wie Blei in Magen und Darm. Nicht jeder verträgt Rohes, ganz besonders nicht in den Abendstunden. Wer es also nicht schafft, die fünf Portionen Obst oder Gemüse zu sich zu nehmen und unter nachgewiesenen Mangelzuständen leidet, sollte auf ein individuell zusammengestelltes Paket aus unterschiedlichen Vitalstoffen zurückgreifen.

Manchmal sinnvoll: auf ein individuell zusammengestelltes Paket aus unterschiedlichen Vitalstoffen zurückgreifen

Wie komme ich als Verbraucher an so ein individuell maßgeschneidertes Vitalstoffpaket heran?
Grundlage hierfür schafft die Redox-Serum-Analyse, deren ersten Schritt wir in unserem Gesundheitszentrum durchführen. Die weitere zentrale Auswertung erfolgt in einem wissenschaftlichen Labor in Warnemünde. Den Patienten wird etwas Blut entnommen, entweder bei uns oder vom Hausarzt. Wir informieren die Mediziner gerne, wie sie das Blut vorbehandeln sollen, ehe sie es uns zuschicken.

158

Unsere Kontaktdaten sind im Adressteil zu finden. Bei der Untersuchung wird genau ermittelt, wie gut oder schlecht der Organismus auf bestimmte Belastungen reagiert. Hieraus wird der individuelle Vitalstoffbedarf ermittelt. Jeder Patient bekommt seine eigene Mischung zusammengestellt. Die Vitalstoffe sind in Apothekenqualität hergestellt und werden vom Körper dank hoher Bioverfügbarkeit sehr gut aufgenommen. In regelmäßigen Abständen werden Kontrollbefunde erhoben und die Mischung wird entsprechend angepasst. Dies geschieht so lange, bis die Vitalstoffmängel behoben sind.

Wir bedanken uns für das Gespräch, Frau Ruzek.

Bausteine für Knie und Knochen: Wichtige Mineralstoffe und Vitamine

Im Folgenden sind Vitalstoffe vorgestellt, die Sie über die Nahrung oder in Form von Präparaten in ausreichender Konzentration zu sich nehmen sollten, um Ihre Knie und Knochen gut zu versorgen. Wenn die Einnahme von Vitalstoffpräparaten sinnvoll ist, sind zwei Dinge zu beachten, damit die Substanzen ihre Wirkung voll entfalten können: Bitte nehmen Sie niemals nur Monopräparate ein, die nur eine Substanz enthalten. Vitalstoffe sind keine Solisten, sondern brauchen die richtigen Mitspieler, wie am Beispiel der Vitamine C und E sehr gut deutlich wird. Auf die Einnahme von künstlich erzeugten Vitaminen sollten Sie verzichten. Achten Sie beim Kauf auf eine pharmakologisch einwandfreie Qualität, sodass keine Verunreinigungen zu befürchten

Nehmen Sie niemals nur Monopräparate ein, die nur eine Substanz enthalten

sind und die Vitamine auf natürlichem Weg gewonnen wurden. In der Apotheke sind Sie gut aufgehoben und werden ausführlich beraten.

Magnesium

Magnesium: wichtig für gesunde Knochen und Gelenke

Gesunde Knochen – gesunde Gelenke. Um dies zu gewährleisten, dürfen Sie den Mineralstoff Magnesium auf keinen Fall vernachlässigen. Ein Großteil des Magnesiums ist in den Knochen eingelagert, wo es auch intensiv benötigt wird. Magnesium fördert den Einbau von Calcium und ist für die Knochenfestigkeit zuständig. Die empfohlene Tagesdosis liegt zwischen 400 und 800 Milligramm. Es kommt in grünen Gemüsesorten, Nüssen und Fisch vor.

Calcium

Für den Knochenaufbau ist Calcium extrem wichtig. 99 Prozent des im Körper vorhandenen Calciums werden in den Knochen gelagert. 1500 Milligramm sollten Sie am Tag zu sich nehmen. Natürliche Lieferanten von Calcium sind Milchprodukte, Lachs sowie Hülsen- und Zitrusfrüchte.

Zink

Zink kann zweierlei: Es hat als Radikalenfänger antioxidative Wirkung und es lässt das Gewebe bei Gelenkentzündungen abschwellen. Außerdem stärkt Zink das Immunsystem. 20 bis 30 Milligramm am Tag sind hilfreich. Zink kommt in Thunfisch, Vollmilch sowie Roggen- und Weizenkeimen vor.

Vitamin C

Wie jeder weiß, ist Vitamin C gut fürs Immunsystem – nicht nur im Winter. Darüber hinaus hat der Tausendsassa unter den Vitaminen aber auch wichtige Aufgaben, die auch das Kniegelenk betreffen. Vitamin C übernimmt eine zentrale Funktion bei der Kollagenbildung und es spricht vieles dafür, dass es die Knorpelregeneration unterstützt. Außerdem bringt Vitamin C verbrauchtes Vitamin E wieder in Schwung. Wenn die beiden Vitamine zusammen auf dem Spielfeld erscheinen, können sie perfekte »Doppelpässe« spielen. Vitamin C greift in den Wasserbestandteilen der Zelle an, während Vitamin E in den Fettbausteinen wirkt.

Vitamin C – wichtige Aufgaben, die auch das Kniegelenk betreffen

Vitamin E

Vitamin E schützt das Gelenk vor den Angriffen freier Radikale. Diese Attacken finden ständig statt, doch in Zeiten von Gelenkentzündungen ist der Ansturm noch größer als sonst. Im Kampf gegen die freien Radikale wird viel Vitamin E verbraucht, das der Körper selbst nicht bilden kann. Es muss ständig aufgenommen werden oder durch die Zugabe von Vitamin C wieder aktiviert werden. Vitamin E kommt in kaltgepressten Pflanzenölen wie Sonnenblumen- oder Weizenkeimöl vor. 200 bis 600 Milligramm am Tag sind notwendig. Da es eine Studie gibt, wonach Vitamin E als Einzelsubstanz eingenommen auch gesundheitsschädlich sein kann, sollte dieses Vitamin immer mit anderen Vitalstoffen kombiniert werden.

Vitamin E schützt das Gelenk vor den Angriffen freier Radikale

Knorpelschaden operativ behandeln: Hightechmedizin fürs Knie

Wenn die zahlreichen nichtoperativen Maßnahmen zur Behandlung von Knorpelschäden keinen Erfolg haben oder aber die Patienten von vorneherein lieber auf eine Operation setzen, steht eine ganze Reihe an Methoden zur Verfügung.

Die hier aufgeführten Eingriffe werden arthroskopisch durchgeführt, sind also minimal-invasiv.

Gezüchtete Knorpelzellen

Relativ kleine Knorpeldefekte lassen sich mit neuen Knorpelzellen wieder verschließen

Relativ kleine Knorpeldefekte lassen sich mit neuen Knorpelzellen wieder verschließen, die auf einem Vlies gezüchtet worden sind und anschließend ins Gelenk eingesetzt werden. Bei dieser Knorpelzelltransplantation sind zwei Eingriffe notwendig: Im ersten Arbeitsschritt werden gesunde Knorpelzellen entnommen, die nach ausreichender Vermehrung im Labor im zweiten Arbeitsschritt eingepflanzt werden. Die besten Ergebnisse hat man bei geschädigtem Knorpel des Oberschenkelknochens erzielt (man entnimmt gesunden Knorpel aus dem vom Oberschenkel gebildeten Teil des Knies und setzt ihn auch dort an der defekten Stelle wieder ein). Acht bis zwölf Wochen lang sollten die Betroffenen ihre Knie nach der Operation schonen und sich in dieser Zeit einer intensiven Physiotherapie unterziehen.

162

Microfracture-Methode

Bei fortgeschrittener Arthrose (Knochenglatze) bietet sich die Microfracture-Behandlung an. Dieses Verfahren wurde von dem amerikanischen Chirurgen Dr. Richard Steadman in Vail entwickelt, wo ich die Methode während eines Gastaufenthaltes gelernt habe (www.steadman-hawkins.com). Bei der Behandlung bringt der Arzt in den frei liegenden Knochen mehrere Löcher ein. Hierdurch werden Stammzellen stimuliert und bilden eine neue Knorpelschicht. Damit der Ersatzknorpel ungestört wachsen kann, müssen jedoch die Patienten rund sechs Wochen die Knie entlasten und an Krücken gehen. Es ist wie mit frisch gesätem Rasen, über den man ja auch nicht sofort laufen darf.

Ganz neu ist das AMIC-Verfahren (Autologe Matrix-Induzierte Chondrogenese). Dabei wird eine spezielle Kollagenmembran auf den Defekt aufgelegt. Die bisherigen Ergebnisse sind sehr ermutigend. Ebenfalls vielversprechend ist der Knorpelersatz mit gezüchteten Zellen, die in winzigen Kugeln, sogenannten Sphäroiden, eingekapselt sind und sich von selbst am Knochen anheften.

Bei fortgeschrittener Arthrose (Knochenglatze) bietet sich die Microfracture-Behandlung an

Glätten und durchspülen

Nachweisbar vielfache Linderung verschafft bereits die einfache Durchspülung des von Arthrose geplagten Kniegelenks. Diese Anwendung ist vor einiger Zeit durch Medienberichte stark in die Kritik geraten. Hierzu Folgendes: Die Untersuchung, mit der das Verfahren kritisiert werden sollte, hat keinem wissenschaftlichen Anspruch standgehalten und wurde

Vielfache Linderung verschafft bereits die einfache Durchspülung des von Arthrose geplagten Kniegelenks

in ernst zu nehmenden Fachzeitschriften »verrissen«. Das Durchspülen entfernt lose Knorpelteile, die permanent im Knie reiben, sowie unerwünschte Stoffwechselprodukte aus dem Gelenk. Erkennt der operierende Arzt, dass der Knorpel aufgeraut ist, wird er während der Arthroskopie sofort eine Glättung durchführen. Auch dies entlastet nachweislich.

Die Nachbehandlung

Wurde lediglich eine Knorpelglättung durchgeführt, so kann das Knie anschließend so bewegt und belastet werden, wie es dem Patienten angenehm ist. Physiotherapie muss durchgeführt werden, um die volle Bewegungsfähigkeit wiederzuerlangen und um die Muskulatur des Oberschenkels zu kräftigen. Je nach Ausmaß des Schadens ist nach rund vier Wochen eine zusätzliche Behandlung mit Magnetfeldtherapie (siehe Seite 181) und/oder die Injektion eines speziellen Medikaments mit dem Wirkstoff Hyaluronsäure sinnvoll (siehe Seite 177).

Die Nachbehandlung nach einer Wiederbefestigung abgelöster Knorpelstücke, nach einer Microfracture-Behandlung sowie einer Knorpelzelltransplantation beinhaltet eine vollständige Entlastung für sechs Wochen und eine 50-prozentige Teilentlastung für weitere zwei Wochen. Das bedeutet die Benutzung von Gehstöcken für acht Wochen. In dieser Zeit muss intensive Krankengymnastik durchgeführt werden. Außerdem soll das behandelte Kniegelenk mehrere Stunden täglich auf einer motorgetriebenen Bewegungsschiene (CPM, Continuous passive motion) bewegt werden.

Vollständige Entlastung für sechs Wochen

Die Arbeitsunfähigkeit richtet sich nach der körperlichen Belastung im Job. Leichte Schreibtischtätigkeit ist bereits nach einigen Tagen möglich. Allerdings können keine größeren Gegenstände getragen werden, da ja zwei Gehstöcke benutzt werden müssen. Ferner sollte genügend Zeit für die intensive Physiotherapie vorhanden sein. In Berufen mit hoher körperlicher Belastung, wie z. B. gehen auf unebenem Gelände, klettern, auf Leitern steigen und tragen schwerer Lasten, kann die Arbeitsunfähigkeit zwei bis vier Monate betragen. Die sportliche Belastbarkeit nach Operationen des Gelenkknorpels kann sehr unterschiedlich sein. Sie wird sehr stark vom Zustand der Muskulatur beeinflusst. Prinzipiell sollten Stop-and-go-Belastungen wie bei Tennis und Fußball vermieden werden. Günstig sind Belastungen mit gleichmäßigen Bewegungen, bei denen nicht das volle Körpergewicht auf den Knien lastet, wie Schwimmen und Radfahren (siehe Seite 184ff.).

Genügend Zeit für die intensive Physiotherapie nehmen

Exkurs: Umstellungsoperationen – Korrektur der Beinachsen

Patientinnen und Patienten, die unter angeborenen oder erworbenen Fehlstellungen der Beine (X- oder O-Beine) leiden, laufen Gefahr, im Laufe ihres Lebens eine Arthrose zu entwickeln. Grund ist die einseitige Belastung des Knorpels. Abhilfe kann ein operativer Eingriff schaffen, mit dem die Beinachse korrigiert wird. Das heißt, die Beine bilden dann kein X oder O mehr, sondern sind senkrecht und gerade.

X- oder O-Beine: Arthroserisiko

Geeignet ist die Umstellungsosteotomie nur für Patienten mit vitalen Knochen. Für Menschen, die unter Knochenschwund (Osteoporose) leiden, ist diese Behandlung nicht zu empfehlen. Das beste Alter für diesen Eingriff ist zwischen 40 und 50.

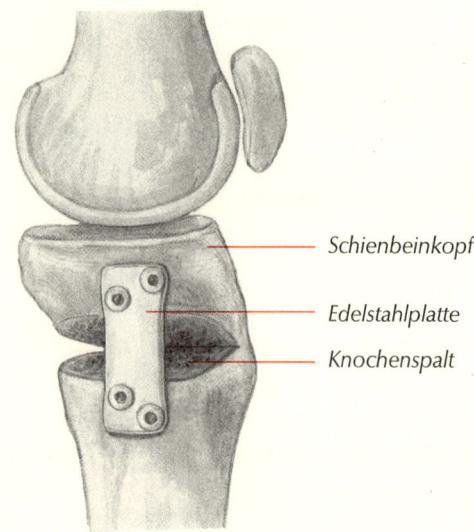

Schienbeinkopf

Edelstahlplatte

Knochenspalt

Umstellungs-osteotomie

Der Operations-ablauf

Während der Operation wird auf der Innenseite des Schienbeins ein Spalt eingebracht. Hierdurch wird der Knochen etwas beweglich und der Operateur öffnet den Spalt so weit, wie es zuvor berechnet wurde, um die Fehlstellung auszugleichen. Über diese Passage wird eine Edelstahlplatte gelegt und mit kleinen Schrauben befestigt. Sollte die Platte zur Fixierung nicht ausreichen, wird der Spalt mit Spenderknochen oder körpereigenem Knochenmaterial, das aus dem Becken entnommen wird, aufgefüllt.

Der Körper benötigt etwa sechs Wochen, bis der künstliche Spalt wieder zugewachsen ist. In dieser Zeit muss das Bein mit Gehstöcken entlastet werden. Bereits am ersten Tag nach der Operation beginnt schon die Wiederherstellung der Beweglichkeit unter physiotherapeutischer Anleitung.

Wiederherstellung der Beweglichkeit

In seinem Job kann man bereits nach ein paar Tagen wieder arbeiten, sofern man das Bein kühlen und hochlagern kann. Wegen der Gehstöcke sind in den ersten Wochen solche Tätigkeiten, bei denen die Betroffenen Lasten transportieren, lange stehen oder sich in schwierigem Gelände (Wald, Baustellen) bewegen müssen, zunächst ausgeschlossen. In diesen Berufen kann es sogar Monate dauern, ehe die volle Einsatzfähigkeit wiederhergestellt ist. Die Betroffenen sollten viel Zeit für die Reha-Maßnahmen einräumen, da mit der konsequenten Umsetzung dieses Programms der Erfolg der Operation steht und fällt. Um die Genesung zu fördern, sind alle knieschonenden Sportarten wie Schwimmen oder Radfahren sehr zu empfehlen. Von Stop-and-go-Sportarten wie Tennis oder Squash oder gar Kontaktsportarten wie Fußball und Handball ist abzuraten.

Selbstständige Unternehmer

Generalstabsmäßiges Therapieprogramm

Freiberufler und selbstständige Unternehmer erwarten von der Knie-Sprechstunde etwas ganz Besonderes: dass nämlich auf ihre herausgehobene verantwortungsvolle Position angemessen reagiert wird. Die Betroffenen haben sich mit viel Kreativität, Fleiß und Disziplin in vielen Jahren ein eigenes Geschäft aufgebaut. Sie müssen sich täglich am Markt behaupten und tragen die Verantwortung für den Erfolg ihrer Firma und die Arbeitsplätze der Mitarbeiter. Vor diesem Hintergrund meinen die Patienten, sich überhaupt keinen Ausfall erlauben zu können. Für die Therapie wollen sie sich nur wenig Zeit nehmen, schließlich muss das nächste Projekt abgewickelt oder der angepeilte Auftrag gewonnen werden. Sehr wichtig ist es, die Reisefähigkeit der Betroffenen wiederherzustellen und ihnen die Teilnahme an Kongressen und Messen im In- und Ausland zu ermöglichen.

Freiberufler und Unternehmer – für die Therapie wollen sie sich nur wenig Zeit nehmen

Was die Persönlichkeit der Betroffenen angeht, so gibt es einen gemeinsamen Nenner. Sie sind es gewohnt, schnelle Entscheidungen zu treffen, Aufgaben zu delegieren, und sie sind hoch motiviert. Viele von ihnen leisten gerne einen erhöhten finanziellen Aufwand für eine erfolgreiche, schnelle Therapie.

Konventionelle Medikamente nur zur Überbrückung

Um keine Pause in ihrem eng getakteten Tagesplan aufkommen zu lassen, greifen diese Patienten zunächst sehr gerne zu stark wirksamen Medikamenten wie Voltaren®. Dagegen ist überhaupt nichts zu sagen, wenn diese Selbstmedikation nur der kurzfristigen Überbrückung bis zum nächsten Arzttermin innerhalb der nächsten 72 Stunden dient. Alle akuten Beschwerden, die länger als drei Tage andauern, müssen einem Spezialisten vorgestellt werden. Die Symptome dürfen auf keinen Fall für einen längeren Zeitraum unterdrückt werden.

Die Medikamente, die am häufigsten bei Knie- und anderen Gelenkbeschwerden verwendet werden, gehören zur Gruppe der nichtsteroidalen Antirheumatika (NSAR). Vor einer Behandlung mit diesen Mitteln auf längere Sicht muss dringend abgeraten werden. Sie können nachweislich ernste Magenprobleme hervorrufen – bis hin zu Magengeschwüren. Auch sind bereits Todesfälle im Zusammenhang mit der Einnahme der NSAR dokumentiert. Setzen Sie stattdessen lieber auf sanfte Naturmedizin.

Bei der Behandlung der Freiberufler und Selbstständigen ist von ärztlicher Seite aus Kreativität und Engagement gefordert. Um ihnen terminlich entgegenzukommen, machen wir spezielle Sprechstunden möglich, die auch weit in den Abend (etwa bis 21 Uhr) hineinragen können oder samstags stattfinden.

Unternehmer wissen es besonders zu schätzen, wenn sämtliche diagnostischen Verfahren an einem

Alle akuten Beschwerden, die länger als drei Tage andauern, müssen einem Spezialisten vorgestellt werden

Bei der Behandlung der Freiberufler und Selbstständigen ist von ärztlicher Seite aus Kreativität und Engagement gefordert

Termin durchgeführt werden können und nicht mehrere Arztbesuche für Ultraschall, Röntgen und Kernspin notwendig sind.

Nach gründlicher diagnostischer Abklärung der Kniebeschwerden wird für die Betroffenen ein maßgeschneiderter Behandlungsplan erstellt. Lässt sich ein operativer Eingriff nicht umgehen, so wird dieser, wenn möglich, in die Zeiten geringerer beruflicher Belastung gelegt: vor dem Urlaub, in umsatzschwache Phasen oder zum Jahreswechsel. Die Zeit bis dahin wird mit äußerst effektiven konservativen Maßnahmen überbrückt. Hierbei scheuen die Betroffenen, wie bereits oben angedeutet, häufig weder Kosten noch Mühe. So konnte in unserer Knie-Sprechstunde einem Unternehmer mithilfe einer teuren, speziell angefertigten Orthese die Wartezeit sehr erträglich gestaltet werden. Die Patienten machen eine ganz einfache Rechnung auf und wissen, dass der entsprechende Verdienst- und Umsatzausfall sie wesentlich teurer kommen würde. Neben den Orthesen hat sich als weitere konservative Maßnahme in der Gruppe der Unternehmer das Tragen von speziellen Schuhen (Seite 205) sehr bewährt.

Wie alle anderen Menschen auch, bringen Selbstständige die verschiedensten Kniebeschwerden mit in die Sprechstunde. Ist ihr Meniskus oder Kreuzband gerissen, führt an einer Operation kein Weg vorbei – egal ob Unternehmer oder nicht. Doch bereits kurze Zeit nach dem Eingriff sind die Patienten wieder einsatzfähig.

Nach gründlicher diagnostischer Abklärung der Kniebeschwerden wird für die Betroffenen ein maßgeschneiderter Behandlungsplan erstellt

Mit organisatorischem Engagement und Kreativität lassen sich für Selbstständige oftmals erstaunlich gute Lösungen finden. So hilft es Patienten sehr, wenn sie eine Bescheinigung ihres Arztes bei der Fluggesellschaft vorlegen können und daraufhin ihr von einer Orthese gestrecktes Bein auf einem Extraplatz ausruhen können. In unserer Knie-Sprechstunde haben wir kurz vor einem Urlaubsaufenthalt bei einem Patienten einen operativen Eingriff vorgenommen. Damit der Unternehmer die freie Zeit optimal nutzen konnte, wurde mit dem Wellness-Verantwortlichen des Hotels das gesamte Rehabilitationsprogramm abgestimmt: Aqua-Jogging, Gymnastik, Übungen im Kraftraum und verschiedene Massageanwendungen. Durch ein abgestimmtes und konsequent umgesetztes Reha-Programm kann die Regenerationszeit um bis zu einem Drittel verkürzt werden.

Durch ein abgestimmtes und konsequent umgesetztes Reha-Programm kann die Regenerationszeit um bis zu einem Drittel verkürzt werden

Leiden die Firmeninhaber unter Verschleißerscheinungen des Knorpels, ergibt sich meist folgendes Bild: Häufig scheidet ein operativer Eingriff, bei dem die Microfracture-Methode (siehe Seite 163) zum Einsatz käme, von vornherein aus. Die Betroffenen müssten sechs Wochen lang Gehstöcke benutzen. Kaum ein Selbstständiger stimmt hier gerne zu. Also wird mit den Betroffenen ein individuell zugeschnittener Plan zur Wiederherstellung der Knorpelgesundheit erstellt (siehe den Abschnitt »Verschleißerscheinungen und nichtoperative Arthrosetherapie«, Seite 175ff.).

Fallbeispiel: Der Tenor Carlos Moreno steht trotz eines gerissenen Kreuzbandes auf der Bühne

»Geboren 1966 im spanischen Murcia, habe ich meine Gesangsausbildung in Madrid und in Philadelphia absolviert. An mehreren Wettbewerben habe ich erfolgreich teilgenommen und unter anderem den ersten Preis des Montserrat Caballé Wettbewerbs 1993 gewonnen. Verschiedene Engagements führten mich als Pinkerton (Madame Butterfly) und Manrico (Il Trovatore) nach Spanien, Kanada und Südamerika. Nach einem Konzert mit Placido Domingo in Bordeaux verpflichtete er mich Ende der 90er-Jahre für eine Spielzeit an die Oper Washington. Seither bin ich mit den großen Tenorpartien Verdis, Puccinis, Mascagnis und Leoncavallos in Frankreich, Spanien und den USA aufgetreten.

Mein Aufenthalt am Kaiserslauterer Pfalztheater begann mit einem großen Schrecken. Gleich am ersten Tag ist es passiert. Wir hatten gerade seit zehn Minuten mit den Proben zu Puccinis Turandot angefangen, als mir auf der Probenbühne dieser Unfall passiert ist. Mit dem Taxi kam ich in die Klinik, wo ein Kreuzbandriss im rechten Knie festgestellt wurde. Das Problem: Ich konnte mich nicht sofort operieren lassen, denn es war natürlich unmöglich, dass ich als Tenor mit Gehstöcken auf der Bühne stehe. Zumal in der Rolle als Calaf, der am Ende das Herz der männermordenden chinesischen Prinzessin Turandot erobert. Zum Glück hatte mein Arzt eine Lösung. Er ließ mir eine Orthese anpassen,

Bei der Opernprobe ein Kreuzbandriss

173

mit der ich einen festen Stand hatte. Auf der Bühne muss man präsent sein und sich mit aller Kraft auf die Musik konzentrieren können. So konnte ich, ohne auch nur an mein Knie zu denken, die Arie ›Nessun dorma‹ mit dem hohen H auf ›vincerà‹ meistern. Dem Publikum und der Presse hat es sehr gut gefallen, insgesamt habe ich sechs Vorstellungen mit der Orthese absolviert, ehe ich operiert wurde.

Die Lutrina Klinik ist eine fantastische Einrichtung. Da dort auch fließend Englisch gesprochen wird, hatte ich mit der Verständigung überhaupt keine Probleme. Ich selbst spreche mittlerweile neben Spanisch und Englisch auch noch Französisch und Italienisch. Und wer weiß, was noch hinzukommt, wenn ich nächstes Jahr vielleicht in Japan ein Engagement habe.

»Drei Monate nach dem ersten Eingriff musste ich mich am gleichen Knie wegen Knorpelproblemen erneut einem Eingriff unterziehen«

Drei Monate nach dem ersten Eingriff musste ich mich am gleichen Knie wegen Knorpelproblemen erneut einem Eingriff unterziehen. Und auch das linke Knie kam an die Reihe, hier hatte sich der Meniskus gemeldet.

Eine intensive Physiotherapie mit Massagen, Jacuzzi und Wärmebehandlung habe ich in Madrid absolviert. Ein Trainer hat mir viele spezielle Übungen für die Knie gezeigt. Hinsichtlich der Knie bin ich jetzt perfekt und habe auf der Bühne überhaupt keine Probleme mehr. Nur wenn das Wetter schnell wechselt, merke ich ein leichtes Zwicken. Ich versorge dann das betroffene Gelenk mit Wärme. Dreimal pro Woche fahre ich Fahrrad und mache ein besonderes Stretching-Programm.«

»Hinsichtlich der Knie bin ich jetzt perfekt«

Verschleißerscheinungen und nichtoperative Arthrosetherapie

Die komplementäre Arthrosetherapie kennt zahlreiche, nichtoperative Bausteine, von denen sich in unserer Sprechstunde die folgenden sehr bewährt haben:

- Gelatine-Präparate
- Glucosaminsulfat und Chondroitinsulfat
- Hyaluronsäure
- Orthokin®-Therapie
- Magnetfeldtherapie
- Der chung shi AuBioRiG®-Schuh (siehe Seite 205)

Gelatine-Präparate

Schon Hildegard von Bingen hat im 12. Jahrhundert erkannt, dass extra eingenommene Gelatine für die Gelenke eine gute Sache ist. Sie empfahl, einen Kalbsfuß auszukochen und die Brühe zu trinken. Die moderne Forschung hat Hildegard von Bingen mittlerweile recht gegeben. Gelatine enthält Bausteine (Kollagenfasern), die vom Knorpel direkt aufgenommen werden und ihn intakt halten. Heute versuchen Naschkatzen, den Gelatinebedarf durch Gummibärchen zu decken. Sie vergessen aber vor lauter kniegesunder Ernährung ihren Zahnschmelz und die Figur, die unter der zuckerreichen Gabe leiden. Präparate mit dem Knorpelbaustein Kollagen-Hydrolysat kaufen Sie als Nahrungsergänzungsmittel am besten in Ihrer Apotheke. Die empfohlene Tagesdosis liegt bei zehn Gramm. Sie sollten diesen Stoff

Gelatine enthält Bausteine (Kollagenfasern), die vom Knorpel direkt aufgenommen werden und ihn intakt halten

über einen Zeitraum von mindestens drei Monaten einnehmen, damit er seine Wirkung entfalten kann.

Bei der Versorgung Ihrer Gelenke nicht zu sparsam sein mit Nährstoffen

Der Sprechstunden-Tipp

Grundsätzlich sollten Sie bei der Versorgung Ihrer Gelenke nicht zu sparsam sein. Es ist immer besser, die erforderlichen Nährstoffe im Überschuss bereitzustellen, als Ihrem Körper zu wenig zu »gönnen«. Ihr Körper nimmt sich, was er braucht. Eine Überdosierung ist nicht möglich. Das Schlimmste, was passieren kann: Ihr Organismus scheidet das nicht benötigte Material wieder aus. Das ergibt dann sozusagen schlimmstenfalls einen teuren Urin …

Glucosaminsulfat und Chondroitinsulfat

Natürliche Bausteine des Kniegelenks

Glucosaminsulfat und Chondroitinsulfat sind beides natürliche Bausteine des Kniegelenks. Um die beste Wirkung zu entfalten, sollten sie immer gemeinsam eingenommen werden. Das in der Sprechstunde hierzu empfohlene Kombipräparat ist weiter unten beschrieben.

Glucosaminsulfat kommt normalerweise im Knorpel und der Gelenkflüssigkeit vor. Der Stoff ist für die Bildung mehrerer natürlicher Bestandteile des Gelenks verantwortlich und er bremst entzündliche Prozesse ab. Leider kann der Körper mit zunehmendem Alter immer weniger Glucosaminsulfat selbst bilden. Doch das macht nichts, denn die Natur hält einen wirkungsvollen Ersatz bereit. Vor allem Krabben und deren Schalen enthalten sehr viel des gewünschten

Stoffes, dessen Wirksamkeit in zahlreichen klinischen Studien nachgewiesen wurde.

Auch Chondroitinsulfat ist ein natürlicher Bestandteil des Gelenks. Es sorgt dafür, dass sich ausreichend Wasser im Knorpel bindet, was ihn geschmeidig und elastisch macht. Chondroitinsulfat unterstützt ferner die Bildung von Gelenkflüssigkeit und wirkt antientzündlich. Ein Lieferant von Chondroitinsulfat ist die Luftröhre von Tieren, die zu einem großen Anteil aus dem begehrten Stoff besteht.

Die Aufgaben von Chondroitinsulfat

Das Kombipräparat mit dem Namen ARTROSTAR® COMPACT beinhaltet Chondroitinsulfat sowie Glucosamin als gutverträgliches Hydrochlorid-Salz in einer optimalen Mischung. Darüber hinaus enthält es zur Verbesserung der Gelenkflüssigkeit Hyaluronsäure und eine Vitamin- und Mineralstoff-Kombination, die für die Bildung und Stabilisierung von Bindegewebe wie dem Knorpel wichtig ist. Die Reparaturfähigkeit und das Wachstum von Knorpel, Knochen und Bindegewebe werden unterstützt. Hersteller-Infos im Adressteil.

Hyaluronsäure

Hyaluronsäure ins Knie gespritzt ist *das* Standard-Verfahren der vergangenen 15 Jahre, in vielen Studien erforscht und für gut befunden. Die Hyaluronsäure ist ein natürlicher Bestandteil des Gelenks und für Elastizität und Gleitfähigkeit verantwortlich. Die Säure reichert sich im Knorpel an.

Hyaluronsäure ins Knie gespritzt ist das Standard-Verfahren der vergangenen 15 Jahre

In früheren Jahren hat man zur Gewinnung der Hyaluronsäure noch Hahnenkämme verwendet. Heute wird die gelartige Substanz gentechnisch hergestellt. Hyaluronsäure hat im Kniegelenk die gleiche Wirkung wie ein Batzen Fett für eine quietschende alte Tür.

Ein Handelsname, unter dem die Säure vertrieben wird, lautet »Durolane«. Im Gegensatz zu anderen Präparaten besteht »Durolane« aus nichttierischer Hyaluronsäure, die nach einem patentierten Verfahren stabilisiert ist. Dadurch genügt bereits eine einzige Spritze, um eine Wirkung von bis zu sechs Monaten zu erzielen. Andere Präparate müssen dagegen drei- bis sechsmal im wöchentlichen Abstand gespritzt werden. Dies bringt für die Patienten eine Reihe von Unannehmlichkeiten mit sich, die von erhöhtem Zeitaufwand bis hin zu einem gesteigerten Infektionsrisiko reichen. Ein weiterer Vorzug von »Durolane« ist die gute Verträglichkeit, Nebenwirkungen sind so gut wie nicht bekannt. Herstellernachweis siehe Adressteil.

Bereits eine einzelne Spritze genügt, um eine Wirkung von bis zu sechs Monaten zu erzielen

---

Der Sprechstunden-Tipp

Eine Spritze ins Knie ist keine banale Sache

Eine Spritze ins Knie ist keine banale Sache. Es ist davon abzuraten, diese vom Hausarzt zu Hause auf dem Sofa vornehmen zu lassen. Die Infektions- und Komplikationsgefahr ist zu groß. Eine Infektion des Gelenks kann dieses zerstören. Gehen Sie zu einem Spezialisten, der in seiner Praxis oder Klinik mehrere Hundert Mal im Jahr Kniespritzen setzt.

Orthokin®-Therapie

Das beste Medikament gegen Arthrose haben Sie in Ihrem Körper. Nur taucht es in einem angegriffenen

Gelenk in zu geringer Dosis auf. Bei der relativ neuen Orthokin®-Therapie wird ein körpereigener Abwehrstoff in einem Brutkasten so stark vermehrt, dass er den Kampf gegen den Arthrose auslösenden Stoff erfolgreich führen kann.

Die Therapie basiert auf Erkenntnissen der molekularen Orthopädie, die einen bestimmten Eiweißstoff (Interleukin-1, kurz IL-1 genannt) als einen Verursacher der Arthrose ausgemacht hat. Das kranke Knie wird hiervon überschwemmt und geschädigt. Doch die Natur hat einen Gegenspieler für IL-1 vorgesehen: den Interleukin-1-Rezeptorantagonisten. Dieses Schutzprotein wird aus dem Blut der Patienten gewonnen. Hierzu werden die Betroffenen zunächst zur Ader gelassen. In den Spritzen sind spezielle Kügelchen, die die Bildung des gewünschten Proteins vorantreiben. Dieser Prozess findet in einer Art Brutkasten bei körperwarmen 37 Grad Celsius statt. Dem Blut werden keinerlei weitere Substanzen beigegeben. Somit sind allergische Reaktionen ausgeschlossen (und bisher auch nicht bekannt geworden). Am Ende erhält der Arzt eine individuelle Anzahl von Portionen zur Reinjektion. Ein- oder zweimal pro Woche bekommen die Patienten den Wirkstoff direkt in ihr schmerzendes Knie injiziert. Die Schmerzen lassen nach, die Beweglichkeit des Kniegelenks verbessert sich und der Knorpelabbau wird aufgehalten. Mittlerweile liegen zwei klinische Studien vor, die die Wirksamkeit der Orthokin®-Therapie belegen. Weitere Informationen im Adressteil am Ende des Buches.

Bei der relativ neuen Orthokin®-Therapie wird ein körpereigener Abwehrstoff genutzt

Allergische Reaktionen sind ausgeschlossen

Fallbeispiel: Bevor der Rentner Adolf Neumaier mit dem Rennrad startet, lässt er sich mit Orthokin® fit machen

»Ich war selbstständiger Metzgermeister und bin heute Rentner. Dreimal in der Woche, mittwochs, donnerstags und samstags, bin ich mit jeweils einer anderen Gruppe auf dem Rennrad unterwegs. Damit es im Winter keine Unterbrechung gibt, steige ich in der kalten Jahreszeit aufs Mountainbike. Mit der richtigen Funktionskleidung ist das eine fantastische Sache. Nur wenn es gefriert, bleibe ich zu Hause.

Neben den regelmäßigen Radtouren rund um Neustadt an der Weinstraße mache ich auch außergewöhnliche Sachen. Im Jahr 2006, also im Alter von 69 Jahren, bin ich mit meinem Sohn und drei Freunden die Pässe der Tour de France abgefahren: Alpe d'Huez, Col du Galibier und wie sie alle heißen. Viele kennen ja die Bilder von den Fernsehübertragungen, wenn sich die Teilnehmer der Tour de France durch die engen Spaliere der Zuschauer nach oben quälen. Bei unserem Ausflug ist mein Sohn vorausgefahren, doch lange warten musste er oben nicht auf mich. Einige Jahre zuvor habe ich das Alpen-Brevier absolviert. Hier waren 5200 Höhenmeter an einem Tag zurückzulegen. Durch solche Touren sind wohl meine Knie etwas zu stark beansprucht worden. Sie haben sich mit einem Zwicken bemerkbar gemacht. In den vergangenen Jahren wurde ich bereits zweimal am rechten Knie operiert. Hier wurde jeweils ein Knorpeldefekt geglättet.

Der zweite Eingriff wurde in Kaiserslautern vorgenommen. Wir sprachen über die Eigenblutbehand-

»Meine Knie sind etwas zu stark beansprucht worden«

lung mit Orthokin®, und seit zwei Jahren unterziehe ich mich regelmäßig einer solchen Behandlung an beiden Knien: immer wenn sie anfangen zu zwicken und auch als Vorbereitung für größere Radausflüge. So habe ich mir die Spritzen geben lassen, bevor ich im April 2007 zum 20. Mal fürs Radfahren nach Mallorca geflogen bin. In der Saison 2006 habe ich die Orthokin®-Behandlung insgesamt dreimal machen lassen. Ich spüre die Wirkung immer sofort, also ein bis zwei Tage nach den Spritzen. Vielleicht habe ich dadurch mehr Gelenkschmiere als sonst, wer weiß. Auf jeden Fall hat das Reiben in den Knien aufgehört und sie sind auch nicht mehr dick.

Regelmäßige Orthokin®-Behandlungen

Mit der Eigenblutbehandlung habe ich meine Kniebeschwerden sehr gut im Griff. Wenn ich vormittags durch unsere Stadt fahre, sehe ich vor manchen Wirtshäusern schon die Leute, die auf Einlass warten, aber ich fahre viel lieber Fahrrad. Ich habe mir eine Werkstatt eingerichtet, in der ich sowohl mein eigenes Rad als auch die Räder meiner Sportsfreunde repariere und warte.

»Mit der Eigenblutbehandlung habe ich meine Kniebeschwerden sehr gut im Griff«

Seit einem Zusammenstoß mit einem Motorradfahrer, bei dem ich mir zwei Lendenwirbel gebrochen habe, macht mir mein Rücken viel mehr Probleme als die Knie. Für meinen Rücken und für die Knie ist das Fahrradfahren das Allerbeste.«

Magnetfeldtherapie

Die Magnetfeldtherapie ist eine wunderbare Sache. Es ist im Grunde eines der wenigen Verfahren, das im Laborversuch nachgewiesenermaßen das Knorpelwachstum wieder angeregt hat. In der Praxis verspüren rund drei Viertel der Anwender eine deutliche Besserung, während die restlichen 25 Prozent sogenannte »Non-Responder« sind, also nicht auf dieses Verfahren ansprechen.

Zur Funktionsweise: Im gesunden Kniegelenk führen körperliche Bewegungen zu ganz feinen elektrischen Impulsen, die ständig die Bildung von neuem Knorpel anregen. Verhält sich der Mensch zu passiv und bewegt sich zu wenig, so steht das Knie nicht mehr unter ausreichender Spannung und die notwendigen Reize bleiben aus. Bei der Behandlung werden die erlahmten Gelenke nun pulsierenden Magnetfeldern ausgesetzt. Hierdurch wird die Knorpelaktivität wieder in Gang gebracht.

Bei der Magnet-feldtherapie wird die Knorpelakti-vität wieder in Gang gebracht

Das Verfahren kann nur helfen, wenn die Betroffenen noch ausreichend Knorpelmaterial haben und nicht schon »auf der Felge fahren«. Die Behandlungen sollten an neun bis zwölf Tagen hintereinander ohne Unterbrechung durchgeführt werden. Das Verfahren bewirkt keine sofortigen Veränderungen. Die gewünschten Erfolge setzen in der Regel erst vier bis sechs Wochen nach der Behandlung ein. So lange dauert es, bis das Knorpelgewebe die aufgenommenen Signale umgesetzt hat.

Der Sprechstunden-Tipp

Wenn Sie zur Behandlung nicht immer in die Arztpraxis kommen möchten: Fragen Sie einfach nach einem mobilen Gerät, mit dem Sie die Therapie zu Hause oder im Büro durchführen können.

Der sportlich Aktive ab 60 Jahre

An der Belastungsgrenze angekommen

Eine Gruppe von Menschen tut sich ganz besonders schwer damit, ihre Knieprobleme zu akzeptieren. Es sind jene Patienten, die ein ganzes Leben lang sportlich aktiv waren und nun, so im Alter ab 60 Jahren, über Knieschmerzen klagen. Sie haben sich schon immer gefordert, für sie war Bewegung stets wichtig und sie haben all die guten Ratschläge aus Presse, Funk und Fernsehen, wonach Sporttreiben gesund ist, in die Tat umgesetzt. Viele von ihnen sind im aktiven Ruhestand und haben als Rentner oder Pensionär noch mehr Zeit für ihren Lieblingssport. Und gerade jetzt streikt der Körper und zeigt erste Abnutzungserscheinungen. Die Betroffenen in der Sprechstunde können das selten verstehen und verweisen dann oft auf die Stubenhocker und »couch potatoes«, die ihre Freizeit passiv vor dem Fernseher verbringen und für die doch eigentlich solche Beschwerden reserviert sein müssten. Sind sie aber leider nicht. Auch ein durchtrainierter Körper kann irgendwann an seine Belastungsgrenze kommen. Die Schmerzen sind ein Hinweis, am Verhalten etwas zu ändern.

Die ersten Selbsthilfemaßnahmen, die die Betroffe-

Eine Gruppe von Menschen tut sich ganz besonders schwer damit, ihre Knieprobleme zu akzeptieren

Auch ein durchtrainierter Körper kann irgendwann an seine Belastungsgrenze kommen

nen ganz ohne Arzt in die Tat umsetzen können, stehen unter dem Motto »Kürzer treten«. Hier geht's vielleicht einfach darum, statt dreimal wöchentlich nur noch einmal pro Woche auf den Tennisplatz zu gehen. Oder die Teilnahme am nächsten Marathon nochmals gründlich zu überdenken und sich dann einfach für den Halbmarathon anzumelden.

Exkurs: Die Sportarten und ihre Belastung fürs Knie

Als besonders schonend für das Knie gelten Radfahren und Schwimmen

Als besonders schonend für das Knie gelten Radfahren und Schwimmen. Auf dem Rad ruht das Körpergewicht auf dem Sattel und nicht auf den Beinen. Die Bewegung der Knie ist rund und gleichmäßig, ohne abrupte Wechsel von Richtung oder Tempo. Beim Schwimmen wird das Körpergewicht vom Wasser getragen und belastet das Knie nicht. Der Wasserwiderstand ist zudem ein idealer, sanfter Trainingsreiz für die Muskulatur. Beide Sportarten sind optimal geeignet bei bereits geschädigten Knien oder in der Rehabilitation nach Verletzungen oder Operationen.

Der Physio-Tipp

Nicht für jeden ist das Brustschwimmen wegen der Beuge- und Drehbewegung der Beine geeignet. Setzen Sie lieber auf die Rückenlage oder das Kraulen. Auch Aqua-Jogging oder einfache Wassergymnastik sind geeignet. Viele Schwimmbäder bieten Kurse an, um die entsprechenden Techniken und Übungen zu vermitteln. Achten Sie beim Fahrradfahren darauf, dass Ihr Sattel nicht zu niedrig eingestellt ist. Ihre Ferse muss mit gestrecktem Bein gerade so das unten stehende Pedal berühren.

Etwas belastender als Radfahren und Schwimmen sind sportliche Betätigungen im Stehen oder Gehen. Besonders in unebenem Gelände steigt die Anstrengung für das Knie, beispielsweise beim Wandern und Golfspielen.

Etwas belastender als Radfahren und Schwimmen sind sportliche Betätigungen im Stehen oder Gehen

Besser als sein Ruf: Golf

Ein Wort zum Golfsport: Er stellt eine ideale Alternative zum Tennis dar: Auch hier wird mit einem Ball gespielt, wobei Geschicklichkeit gefordert und Geselligkeit garantiert ist. Allerdings spielt man beim Golf gegen den härtesten Gegner der Welt: sich selbst. Dank der Ausbreitung des Golfsports verliert dieser sein elitäres Image. Immer mehr Golfplätze werden in Deutschland angelegt, sodass man fast überall spielen kann. Wer sich der Vereinigung clubfreier Golfspieler (siehe Adressteil) anschließt, muss keine hohen Mitgliedsgebühren berappen, lediglich die Green Fees (Gebühren) für das Bespielen des jeweiligen Platzes sind fällig.

Der Golfsport: eine ideale Alternative zum Tennis

Skeptiker des neuen Trendsports behaupten zwar, hierbei käme man ganz ohne Anstrengung aus, aber das Klischee trügt. Eine Runde auf einem 18-Loch-Platz dauert vier bis sechs Stunden, hierbei machen die Sportler rund 100 Schwünge und Probeschwünge. Beim Abschlag produziert ein guter Spieler bis zu 3000 Watt Leistung. Beim Golf steigt die Sauerstoffaufnahme um das Zwei- bis Vierfache an. Golfer kommen bei den regelmäßigen Bewegungen selten außer Atem und können mit zwei Runden pro Woche deutlich ihr Risiko senken, an den Herzkranzgefäßen zu erkranken. Ein großer Vorteil des Golfsports besteht darin, dass er für alle Altersgruppen geeignet ist. So stellen auch die über 55-Jährigen die größte Gruppe unter den Golfern. Und noch ein großer Vorzug sei hier erwähnt: Häufig sind die Golfplätze wunderschön angelegt und bieten – gerade im Ausland – spektakuläre Ausblicke.

Vorteile des Golfspiels

Bergab steigt der Druck aufs Knie

Zurück zur Kniebelastung der verschiedenen Sportarten: Beim Bergwandern kommt durch das Bergauf-, insbesondere aber durch das Bergabgehen eine deutliche Belastung für das Knie hinzu. Weil das eigene Gewicht zum Gipfel hinaufgetragen und Richtung Tal wieder abgebremst werden muss, steigt die Muskelkraft, die auf das Knie einwirkt. Vor allem die Kniescheibe wird belastet, da sie die Kräfte vom Oberschenkel auf den Unterschenkel umlenken muss. Dabei erhöht sich der Druck auf den Knorpel hinter der Kniescheibe.

Deutliche Belastung für das Knie

Bei den Laufsportarten findet bei jedem Schritt ein kleiner Anprall gegen das Knie statt. Da die Laufrichtung meistens gleich bleibt und das Tempo wenig variiert, bedeuten Joggen und Langstreckenlauf eine mittlere Belastung für das Knie. Der Stress für das Knie steigt jedoch bei sehr langen Strecken wie dem Marathon und bei unebenem Untergrund im Wald. Am stärksten ist die Belastung beim Bergablaufen. Wer Probleme mit dem Knie hat, sollte solche Strecken meiden. Als sehr knieschonende Sportart hat sich in den vergangenen Jahren das Nordic Walking etabliert. Da kein starker Aufprall stattfindet, ist es hinsichtlich der Gelenkbelastung dem Joggen vorzuziehen. Außerdem lastet mit aktivem Stockeinsatz weniger Körpergewicht auf den Knien. Zu guter Letzt trainieren die Sportler ihren Oberkörper durch den Armeinsatz. Sehr gut für die Knie ist auch das reine Walking mit dem chung shi AuBioRiG®-Schuh (siehe Seite 205) ganz ohne Stöcke.

Am stärksten ist die Belastung beim Bergablaufen

Alle Sportarten mit schnellen Richtungs- und Tempowechseln fordern vom Knie Schwerstarbeit. Dazu gehören die Wintersportarten Skilaufen und Snowboarden. Es ist natürlich ein großer Unterschied, ob jemand vorwiegend blaue Pisten mit leichter Pulverschneeauflage hinabwedelt und dabei häufige Pausen einlegt oder ob man mit einem Affenzahn auf Buckelpisten ohne Unterlass viele Kilometer frisst. Das technische Können des Fahrers hat ebenso wie die Härte des Schneebelags erheblichen Einfluss. Die Gefahr einer Knieverletzung ist beim Snowboarden geringer als beim Skifahren, da Verdrehungen der Knie mit beiden Füßen auf dem Board nur selten vorkommen und dann nicht so heftig sind wie im Fall von zwei Skiern, die sich in unterschiedliche Richtungen bewegen.

Alle Sportarten mit schnellen Richtungs- und Tempowechseln fordern vom Knie Schwerstarbeit

187

Stop-and-go-Sportarten

Tennis, Squash und Badminton werden als Stop-and-go-Sportarten bezeichnet, für die schnelle Wechsel von Laufrichtung und Tempo typisch sind. Beim Versuch, kurze Bälle knapp hinter dem Netz zu erreichen, kommen die tiefe Kniebeugung und Abstopp-Bewegungen hinzu. Hierdurch wird besonders die Kniescheibe belastet. Natürlich ist auch bei diesen Sportarten entscheidend, ob auf Freizeitsport- oder Wettkampfniveau gespielt wird. Viele ältere Tennisspieler mit Knieproblemen können ihren Sport weiter ausüben, wenn sie Doppel spielen und nicht mehr jedem Ball hinterherlaufen.

Viele ältere Tennisspieler mit Knieproblemen können ihren Sport weiter ausüben

Maximale Belastung:
Kontakt mit dem Gegenspieler

Die größte Belastung für das Knie entsteht, wenn zusätzlich direkter Kontakt mit Gegenspielern stattfindet. Dies ist bei Fußball, Handball, Basketball, Hockey und Eishockey der Fall. Noch mehr ist das Knie bei Rugby und American Football gefährdet, allerdings spielen beide Sportarten in Deutschland keine große Rolle. Da in der Nähe unserer Klinik in Kaiserslautern viele Amerikaner wohnen, ist für uns die Behandlung von Footballverletzungen nicht ungewöhnlich. Innerhalb einer Spielsaison hatten wir einmal jeden zweiten Spieler eines einzigen Teams mit Bandverletzungen des Kniegelenks in der Sprechstunde.

So beliebt wie Fußball in Deutschland ist, so gefährlich ist diese Disziplin auch. Hier passieren die mit Abstand meisten Knieverletzungen und chronischen

Die größte Belastung für das Knie entsteht, wenn zusätzlich direkter Kontakt mit Gegenspielern stattfindet

Schädigungen der Knie. Fußball ist hier trauriger Tabellenführer unter allen Sportarten.

Segensreich: Wechsel der Sportart

Wer die vom Körper gesendeten Signale richtig deutet und darauf reagiert, ist kein Weichei, Faulenzer oder Drückeberger. Er verhält sich verantwortungsbewusst und vorbildlich. Viele Menschen finden in jungen Jahren zu einer Sportart, für die sie sich dann ein Leben lang begeistern. Sie spielen über Jahrzehnte Fußball oder Tennis, meistens im Verein oder in Hobbymannschaften. Die soziale Einbindung ist sehr wichtig, oftmals werden neben den sportlichen Aktivitäten auch viele gesellige Termine in diesen Kreisen wahrgenommen. Wenn jetzt auf einmal der Körper streikt und das Knie zwickt, tun sich die Patienten schwer, seltener auf dem Tennisplatz zu erscheinen oder die Disziplin sogar ganz zu wechseln.

In der Sprechstunde hilft häufig der Hinweis darauf, dass die Betroffenen nicht alleine sind und noch viele andere ebenfalls dem Alter Tribut zollen müssen. Dies ist nichts, worüber peinlich geschwiegen werden sollte, vielmehr ist ein offenes Wort von allen Beteiligten sehr hilfreich. In unserer Praxis hat dies dazu geführt, dass eine ganze Hobby-Fußballmannschaft nicht mehr dem runden Leder hinterherjagt, sondern alle Kicker in das nächste Fahrradgeschäft marschiert sind, sich mit Stahlrössern eingedeckt haben und seitdem als Radlergruppe unterwegs sind. Die Knie danken es ihnen.

Wer die vom Körper gesendeten Signale richtig deutet und darauf reagiert, ist kein Weichei

189

Operative Methoden auch jenseits der 60

Wer auf eine knieschonendere Sportart einge-
schwenkt ist, sein Trainingspensum reduziert hat und
immer noch unter Kniebeschwerden leidet, kommt

Anhaltende
Kniebeschwerden:
Eine arthrosko-
pische Untersu-
chung ist nötig

wahrscheinlich um eine arthroskopische Untersuchung nicht herum. Hierbei wird das genaue Ausmaß der Schädigung festgestellt. Gleichzeitig erfolgt
eine Durchspülung und Reinigung des Gelenks.
(Näheres zur Arthroskopie siehe Seite 51). Diese
Maßnahmen reichen schon häufig aus, um den Aktionsradius der Betroffenen wieder deutlich zu ver-
größern.

Fallbeispiel: Artur Forsch radelte nach einer Knieoperation mit 76 Jahren den Jakobsweg

»Ich bin begeisterter Radfahrer und habe früher bei
vielen Rennen mitgemacht. Im Alter von 69 Jahren
war ich zwölf Tage unterwegs und habe bei der
›Internationalen touristischen Friedensfahrt‹ von Ber-
lin nach St. Petersburg etwa 2300 Kilometer zurückgelegt. Bei der Senioren-WM des Radsport-Weltver-
bandes in St. Johann gelang mir einmal der fünfte
Platz bei einem Teilnehmerfeld von 98 Startern. Die

Bei Wettkämpfen
die Knie total
überlastet

Strecke wartete mit Steigungen von elf Prozent auf.
Bei den Wettkämpfen fuhr ich gerne mit hohen
Übersetzungen und habe mir dabei wohl die Knie
total überlastet. Obwohl ich die Anstiege in den Ber-

190

gen immer mochte, ging es plötzlich nicht mehr. Die Knie sind einfach eingekippt und es hat sich so angefühlt, als wenn überhaupt keine Kraft mehr da ist.

Daraufhin war ich bei mehreren Ärzten, die ich alle persönlich kannte. Sie empfahlen mir Spritzen, konnten aber keine Garantie geben, dass die Maßnahmen auch helfen. Das hat mich gar nicht überzeugt, zumal ich mit Chemie nicht viel am Hut habe und viel lieber pflanzliche Medikamente nehme. Eines Tages machte mich eine Bekannte auf einen Spezialisten aufmerksam und erzählte, dass er jedes Jahr über 1000 Eingriffe am Knie macht. Das ist wohl besser als ein Professor, der alle paar Schaltjahre einen Erste-Klasse-Patienten behandelt, dachte ich mir. Wenn sich jemand einer Sache ständig widmet, muss er sie ja sehr gut können. Das hat mich überzeugt. In der Kaiserslauterer Klinik wurde eine Arthroskopie an meinem rechten Knie vorgenommen und hierbei ein Knorpelschaden vierten Grades an meiner Kniescheibe entdeckt. Der Operateur hat die Kniescheibe angefräst, um die Neubildung von Knorpelzellen anzuregen. Außerdem bekam ich eine Spritze mit Hyaluronsäure. Das war im Februar 2006. Anschließend habe ich vier Wochen lang eine Orthese getragen und das Knie geschont. In dieser Zeit reifte mein Entschluss, den Jakobsweg nach Santiago de Compostela von Kaiserslautern aus mit dem Fahrrad zurückzulegen. Mich reizte die sportliche Herausforderung. Sobald es nach der Operation ging, habe ich mit intensiverem Training angefangen, um wieder in Form zu kommen. Außerdem habe ich Hinweise zum knieschonenden Verhalten berück-

Knorpelschaden vierten Grades an meiner Kniescheibe entdeckt

sichtigt. Seitdem bleibe ich zum Beispiel nicht zu lange mit angewinkelten Beinen sitzen, sondern strecke sie aus und stehe öfters auf. Und ich nehme ein Medikament mit dem Wirkstoff Glucosaminsulfat, das hilft, den Knorpel wiederaufzubauen.

Gestartet bin ich mit einem Bekannten, der aber nach kurzer Zeit wegen familiärer Gründe wieder umkehren musste. Also fuhr ich alleine weiter und habe es genossen, einmal so lange alleine unterwegs zu sein. Ein Pilger schließt sich ja auch nicht einer Gruppe an.

Auf meinem Weg lagen das Zentralmassiv in Frankreich und die Pyrenäen, ehe es mit dem Pilgerweg von Pamplona aus losging. Nach über einem Monat habe ich mein Ziel in Santiago erreicht. Von meinem operierten Knie war ich total begeistert, es war fünf Wochen lang topfit, es gab überhaupt keinen Einbruch. Auf dem Jakobsweg traf ich viele Pilger, die mir sagten: ›Du musst ans Ende der Welt.‹ Sie meinten damit die Strecke von Santiago bis zum Kap Finisterre, nochmals 100 Kilometer weiter. Man steht dann da in einem kleinen Ort am großen Atlantik und ist total begeistert. Für mich war das der schönste Teil der Reise. Die Menschen in Galizien sind total nett und das Essen schmeckt sehr gut. Insgesamt habe ich mit dem Rad 3087 Kilometer zurückgelegt. Falls sich einmal das linke Knie bemerkbar macht, lasse ich mich wieder behandeln. Egal, wie alt ich dann bin. Ich will noch viele Sachen im Leben genießen.«

Manchmal ist auch eine Stabilisierung des Kniegelenks nötig, weil die Kreuzbänder gerissen sind. Hier-

»Von meinem operierten Knie war ich total begeistert«

192

zu eine grundsätzliche Feststellung: Solche Reparaturen lohnen sich für die Patienten im Grunde immer, auch wenn der 60. Geburtstag schon lange zurückliegt. Der Gewinn an Lebensqualität und Mobilität ist so überzeugend, dass es aus medizinischer Sicht keine fixe Altersgrenze für diese Art von Eingriffen gibt.

Stabilisierung des Kniegelenks – solche Reparaturen lohnen sich immer

Künstliche Gelenke werden immer populärer

Keine starren Altersgrenzen gibt es auch bei der Frage: Künstliches Kniegelenk oder nicht? Heute werden die Menschen immer älter und sie bleiben bis ins hohe Alter sportlich aktiv. 80-Jährige wollen noch Bergwandern, Golfen und Skifahren. Die moderne Medizin kann sie dabei durch den Einbau hochwertiger künstlicher Gelenke unterstützen, die die verschlissenen Körperteile ersetzen. Die Ergebnisse der Endoprothetik sind, wie viele Untersuchungen zeigen, hervorragend.

Keine starren Altersgrenzen gibt es auch bei der Frage: Künstliches Kniegelenk oder nicht?

Wichtige Voraussetzungen müssen allerdings erfüllt sein:

1. Die Patienten stehen voll und ganz hinter dem Eingriff und wollen ihn unbedingt.
2. Es handelt sich um einen geeigneten Patienten, bei dem schon mehrere nichtoperative Maßnahmen erfolglos versucht worden sind. »Hauruck-Prothesen« werden von den Betroffenen in der Regel nicht gewollt und auch nicht angenommen.

3. Der Operateur versteht sein Handwerk und kann eine entsprechend hohe Fallzahl vorweisen. Wie im Abschnitt »Leitfragen für die Arztsuche« (Seite 44) beschrieben, sollten Sie als Patient einfach mal nachfragen, wie viele Knieprothesen Ihr Arzt denn pro Jahr einbaut. Im niedrigen zweistelligen Bereich ist Skepsis angebracht, dreistellige Fallzahlen garantieren große Routine und lassen gute Ergebnisse erwarten.

Der Sprechstunden-Tipp:

Scheuen Sie sich als Patient bitte nicht, in spezielle Kliniken zu gehen, wo die Ärzte hohe Fallzahlen vorweisen können

Scheuen Sie sich als Patient bitte nicht, in spezielle Kliniken zu gehen, wo die Ärzte hohe Fallzahlen vorweisen können. Diese Einrichtungen liegen nicht immer vor Ihrer Haustür. Der Einbau eines künstlichen Gelenks ist aber für Sie etwas ganz Besonderes und passiert nicht oft in Ihrem Leben. Damit er gut gelingt, lohnt sich ein längerer Anfahrtsweg. Da der Klinikaufenthalt vor allem bei Teilprothesen mittlerweile auf ein paar Tage beschränkt ist, müssen auch Ihre Verwandten für den Besuch am Krankenbett höchstens einmal diese Strecke fahren. Danach sind Sie schon wieder zu Hause.

Lassen Sie sich ehrlich aufklären

Die angemessene Aufklärung ist wichtig

Die angemessene Aufklärung der Betroffenen vor der Prothesenoperation ist für den Heilungserfolg sehr wichtig. Dies haben Erfahrungen in den USA gezeigt, wo unter der Bezeichnung »patient education« die Betroffenen mit wichtigen Informationen versorgt werden. Klinikmitarbeiter sprechen mit Patienten offen über den Grad des Verschleißes oder die Art der Verletzung. Der bevorstehende Eingriff wird realistisch dargestellt – ohne Verharmlosung oder Dramatisierung. So wird darüber geredet, dass nach der Narkose natürlich Schmerzen auftauchen, gegen die es jedoch wirksame Mittel gibt. Was das Alltagsempfinden mit dem künstlichen Körperteil angeht, wird den Patienten nichts Falsches versprochen. Immerhin jeder vierte Prothesenträger ist ganz von den Schmerzen befreit. Für die übrigen gilt: Das Gelenk fühlt sich in der Regel viel besser an als vor der Operation und die Beschwerden sind deutlich reduziert. Reinen Wein sollte man auch beim Thema Funktionsfähigkeit einschenken. Mit einem künstlichen Kniegelenk sind viele Sportarten möglich, aber Rennen und Tanzen wie ein 20-Jähriger geht eben nicht mehr. Auch sollten die Patienten nicht versuchen, in die tiefste Hocke zu gehen und dort lange zu verweilen.

Das Gelenk fühlt sich in der Regel viel besser an als vor der Operation und die Beschwerden sind deutlich reduziert

Der Physio-Tipp

Geeignete Sportarten für Träger von künstlichen Kniegelenken sind Schwimmen (Rückenschwimmen und Kraulen, meiden Sie das Brustschwimmen, der emporgereckte Hals verspannt auch Schultern und Nacken), Nordic Walking, Wandern, Golf, Skilanglauf und Radeln. Besser zusehen sollten Sie beim Fußball, Handball, Volleyball, Tennis und Ski alpin.

Minimal-invasiver Einbau: Die Schlittenprothese

Einen sehr großen Aktionsradius ermöglicht die Oxford-III-Schlittenprothese. Sie zählt zu den Teil- prothesen. Eingesetzt werden diese Modelle im Endstadium der Arthrose, wenn nur die Knieinnen- seite betroffen ist. Dank verbesserter Operations- methoden beträgt der Krankenhausaufenthalt nur noch vier Tage. Früher waren es bis zu zwei Wochen. Es wird nur jener Teil des Gelenks repariert, der blank gescheuert ist. Die Schlittenprothese ist mit einer Krone über einem kaputten Zahn vergleichbar. Weil es die Prothese in verschiedenen Größen gibt, ist ein optimaler Sitz gewährleistet.

Teilprothese im Endstadium der Arthrose

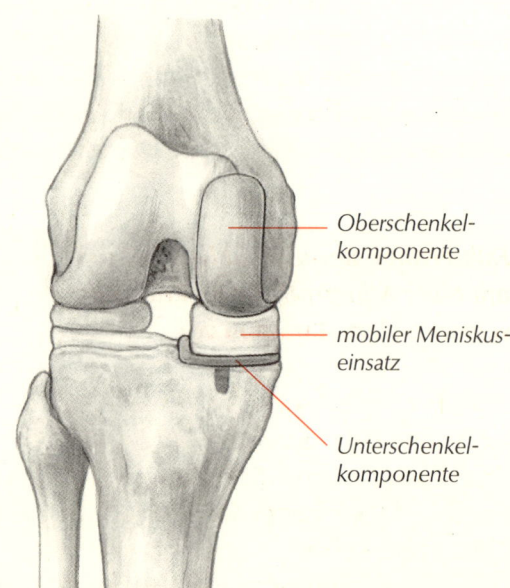

Oberschenkel-
komponente

mobiler Meniskus-
einsatz

Unterschenkel-
komponente

*Die Schlitten-
prothese*

196

Die Prothese besteht aus je einer Komponente für Ober- und Unterschenkel. Diese Teile sind aus einer Kobalt-Chrom-Legierung gefertigt. Auch eine Titanbeschichtung ist erhältlich. Der mobile Meniskuseinsatz besteht aus Polyethylen. Die verwendeten Materialien halten den großen Belastungen im Knie in hohem Maße stand. In über 95 Prozent der Fälle hält die Knieprothese 15 Jahre lang. Dank des mobilen Meniskuseinsatzes bleibt die natürliche Beweglichkeit des Gelenks erhalten. Außerdem wird der Abrieb auf ein Minimum reduziert.

In über 95 Prozent der Fälle hält die Knieprothese 15 Jahre lang

Kaum ein Patient, der für die Schlittenprothese nicht infrage käme. Das Alter spielt keine Rolle und Übergewicht auch nicht. Selbst wenn die Kreuzbänder defekt sind, kann operiert werden. Dann werden in einem zweistufigen Eingriff zunächst die Kreuzbänder repariert, ehe die Schlittenprothese befestigt wird. Die Prothese wird minimal-invasiv eingebaut. Bereits am Tag der Operation können die Patienten die Knie beugen und nach wenigen Tagen ihr Bein wieder voll belasten.

Fallbeispiel: Bernd Bohl bereitet sich mit einer Miniprothese im Knie auf seinen ersten Marathon vor

»In früheren Jahren war ich aktiver Leistungssportler. Zunächst Fußballspieler, danach Radrennfahrer und schließlich Skilangläufer. Zweimal täglich habe ich im Oberallgäu für die Teilnahme an Meisterschaften trainiert. Mein Trainer war der Olympiasieger von 1968, Franz Keller.

15 Jahre lang gab es danach eine Pause, nach der ich

»Beim Laufen muss ich mich unglücklich verdreht haben, auf jeden Fall spürte ich sofort einen starken Schmerz im linken Knie«

wieder aktiv werden wollte. Diesmal jedoch nicht auf Skiern, sondern ich wollte meinen ersten Marathonlauf vorbereiten. Nach wenigen Trainingseinheiten passierte es: Beim Laufen muss ich mich unglücklich verdreht haben, auf jeden Fall spürte ich sofort einen starken Schmerz im linken Knie. Abends war das Gelenk stark angeschwollen, es ließ sich kaum mehr bewegen.

Der zuerst konsultierte Arzt stellte einen starken Verschleiß des innenliegenden Knorpels sowie eine übermäßig große Baker-Zyste in der Kniekehle fest. Da mir der Kniechirurg der Lutrina Klinik noch aus seiner Zeit als Mannschaftsarzt des 1. FC Kaiserslautern ein Begriff war, ging ich danach zu ihm. Von ihm hörte ich zum ersten Mal von der Möglichkeit, mit einer Oxford-III-Schlittenprothese den Knorpelverschleiß ausgleichen zu können. Ich empfand das als eine gute Lösung. Sowohl die fachärztliche Beratung als auch die vom Klinikpersonal verbreitete Atmosphäre waren überaus positiv. Dies hat mir sehr imponiert, war für mich aber auch extrem wichtig, da ich als ausgebildeter Psychoanalytiker ein ganzheitlich denkender Mensch bin. Hätte nur die medizinische Seite gestimmt, hätte ein wichtiger Teil

»Ich entschied mich für die Oxford-III-Schlittenprothese«

gefehlt. So jedoch habe ich mich sofort für die vorgeschlagene Behandlung entschieden. Da ich jedoch keinerlei Schmerzmittel nahm oder eine andere Therapie zwischenzeitlich durchführte, waren die Wochen bis zum Eingriff eine kleine Tortur. Die Miniprothese wurde mir in Bad Dürkheim eingebaut, wo ich in der SaluMed Privatklinik eine Woche lang auf Station lag. Ohne Unterbrechung und ohne das Zimmer zu wechseln, ging ich für ein dreiwöchiges Reha-Programm in die Obhut der angeschlossenen Park-Klinik über. Genau genommen begann die Reha schon 24 Stunden nach dem Eingriff, als ich bereits wieder aufstehen musste. Ich wollte so schnell wie möglich wieder fit werden und meine alte Beweglichkeit erlangen. Diesem Wunsch wurde in der Park-Klinik umgehend entsprochen. Jeden Morgen um 7 Uhr begann beim leitenden Arzt das umfangreiche und intensive Programm.

Mittlerweile habe ich 95 Prozent meiner früheren Beweglichkeit und 98 Prozent Schmerzfreiheit erreicht. Die Narbe ist jedoch noch nicht zu 100 Prozent verheilt. Durch die vielen Bewegungsübungen hat der Heilungsprozess der Haut mit Sicherheit etwas gelitten.

Noch in diesem Jahr werde ich im Alter von 55 Jahren das Training für meinen ersten Marathon fortsetzen. 2008 möchte ich im Frühjahr das erste Mal auf die 42,195 Kilometer lange Distanz gehen, ein oder zwei weitere Läufe sollen noch im gleichen Jahr folgen.«

Anmerkung: Kein künstliches Gelenk ist für eine solch hohe Belastung konzipiert. Der Patient wurde darauf hingewiesen.

Endoprothesen für die Generation 40 plus

Die Menschen, die sich künstliche Gelenke einbauen lassen, werden heute immer älter – und jünger. Auch wer erst knapp über 40 ist, ist heute zu einem solchen Eingriff bereit. Die Menschen wollen ihre Leistungsfähigkeit in Beruf und Freizeit erhalten. Sie

»Mittlerweile habe ich 95 Prozent meiner früheren Beweglichkeit und 98 Prozent Schmerzfreiheit erreicht«

Die Menschen, die sich künstliche Gelenke einbauen lassen, werden heute immer älter – und jünger

setzen ihre Gelenke auch nach der Operation einem hohen Stress aus, indem sie Skifahren, Fußballspielen oder Wellenreiten. Die Hersteller sind aufgefordert, immer länger haltbare Kunstgelenke zu entwickeln. In früheren Jahren nahm der Patient sein künstliches Gelenk meist mit ins Grab. Wer heute mit 45 eine Prothese bekommt, lässt sich vielleicht mit 65 ein neues Teil einbauen. So etwas war früher undenkbar, denn die Operationstechnik war noch nicht so weit fortgeschritten und ein Austausch eines künstlichen Gelenks war nicht möglich. Die grausame Alternative hieß damals: Versteifen des Gelenks oder Rollstuhl.

Wer heute mit 45 eine Prothese bekommt, lässt sich vielleicht mit 65 ein neues Teil einbauen

Die Ausweitung auf jüngere Patientengruppen führt in den USA bereits zu Engpässen in der Versorgung. Dort müssen Betroffene bis zu eineinhalb Jahre auf ihre Operation in den Spezialkrankenhäusern warten. Es gibt einfach nicht genügend Spezialisten.

Totalprothese: Lieber früher als gar nicht mehr

Wenn der Einsatz einer Miniprothese nicht ausreicht, um die beschädigten Teile des Knies zu ersetzen, muss über eine Totalprothese nachgedacht werden. Wichtig ist, den richtigen Zeitpunkt für eine Implantation nicht zu verpassen. Hier gilt der Grundsatz: Lieber früher als gar nicht mehr. So haben die Patienten noch etwas von dem Eingriff und der neu gewonnenen Mobilität. Große Angst brauchen Sie vor dem Eingriff keine zu haben, denn mit rund 80 000 eingesetzten Knieprothesen pro Jahr verfügt

Wichtig ist, den richtigen Zeitpunkt für eine Implantation nicht zu verpassen

die Medizin in Deutschland über sehr viel Erfahrung. Was noch gegen zu langes Warten spricht, ist der Umstand, dass eine Arthrose eine zunehmende Versteifung des Knies mit sich bringt. Ist diese Teileinsteifung zu weit fortgeschritten, sind Gelenkersatzmaßnahmen aber aus anatomischen Gründen nicht mehr möglich. Also: Trauen Sie sich!

Die mindestens einstündige Operation ist jedoch keine banale Angelegenheit. Die Betroffenen sollten eine ausreichend robuste Verfassung mitbringen, um den Eingriff gut zu überstehen. Denn im Zweifel rät der Narkose-Arzt von dem Vorhaben ab, da es sich um keine wirklich lebenserhaltende OP handelt.

Was noch gegen zu langes Warten spricht

Der Physio-Tipp

Nur Mut heißt die Devise für Ihr Leben mit dem künstlichen Gelenk. Die Funktion Ihres Knies ist besser als zuvor – machen Sie etwas daraus. Je aktiver Sie sind, desto besser verheilt Ihr neues Körperteil. Arbeiten Sie aktiv beim Reha-Programm mit, lassen Sie sich schon in der Klinik vom Physiotherapeuten die Übungen zeigen und halten Sie sich an den Trainingsplan. Wenn Sie aus dem Krankenhaus entlassen sind, schließen Sie sich einer Gruppe von Leuten an, die auch Sport mit einem künstlichen Gelenk betreibt. Das motiviert und diszipliniert. Die Anbieter vor Ort erfahren Sie am besten, indem Sie bei Ihrem Arzt, Ihrem Physiotherapeuten, der Krankenkasse, der Volkshochschule oder bei Selbsthilfegruppen nachfragen.

Je aktiver Sie sind, desto besser verheilt Ihr neues Körperteil

Allerletzte Möglichkeit der operativen Behandlung: die Totalversteifung

Als allerletzte Möglichkeit der operativen Behandlung steht die Totalversteifung auf dem Behandlungsplan. Sie kommt nur dann infrage, wenn wirklich keine andere Maßnahme mehr greift, was äußerst selten vorkommt. Zum Beispiel können chronische Infektionen im Knie eine Totalversteifung notwendig machen. Der Patient verliert zwar seine Beweglichkeit, wird aber von seinen andauernden Schmerzen befreit.

Der Senior ab 70

Mit schmerzfreien Knien den Alltag selbstständig meistern

In diesem Abschnitt geht es um Menschen jenseits der 70, die keinem Beruf mehr nachgehen und so gut wie keinen Sport treiben. Ihr Aktionsradius ist überschaubar.

Durch Kniebeschwerden sind aber auch diese Patienten in ihrer Lebensführung nachhaltig beeinträchtigt. Das morgendliche Aufstehen tut weh, jede Treppenstufe quält und der Weg zum nächsten Supermarkt ist eine Tortur. Wenn Schritte schmerzen, ist die notwendige Erledigung von alltäglichen Aufgaben gefährdet und es besteht die Gefahr, dass sich die Betroffenen aus dem aktiven Leben viel zu stark zurückziehen.

Dabei ist Fatalismus total fehl am Platz. Der Mensch bleibt bis ins hohe Alter trainierbar und jeder, auch weit jenseits der 70, kann Muskeln aufbauen und erhalten sowie seine Koordinationsfähigkeit verbessern. Das Alter ist keine Ausrede fürs Nichtstun, denn viele Studien und die Erfahrung aus der Sprechstunde beweisen das genaue Gegenteil. Auch wer erst als alter Mensch mit leichtem Training anfängt, hat noch etwas davon. Wer Fett ab- und

In diesem Abschnitt geht es um Menschen jenseits der 70, die keinem Beruf mehr nachgehen und so gut wie keinen Sport treiben

Der Mensch bleibt bis ins hohe Alter trainierbar

Muskeln aufbaut, entlastet seine Kniegelenke, die dadurch auch besser geführt werden.

Gute Beweglichkeit im Alter ganz wichtig

Die Steigerung der Koordinationsfähigkeit ist im Alter von zentraler Bedeutung

Die Steigerung der Koordinationsfähigkeit ist im Alter von zentraler Bedeutung. So lassen sich Stürze vermeiden, die leider allzu oft schlimme Folgen haben. Der Oberschenkelhalsbruch ist, was viele nicht wissen, eine häufige Todesursache im fortgeschrittenen Alter. Die Gestürzten sterben aber nicht an dem Knochenbruch an sich, sondern meistens an Sekundärerkrankungen wie Thrombose oder Lungenentzündung durch das lange Liegen im Krankenbett.

Der Physio-Tipp

Gehen Sie, sofern Sie dabei keine Schmerzen haben, so viele Strecken wie möglich: zum Einkaufen, in den Park oder einfach mal um den Wohnblock herum. Lassen Sie den Aufzug alleine fahren und steigen Sie lieber Treppen. Vielleicht haben Sie in Ihrer Wohnung ja noch Platz, um sich einen Ergometer hinzustellen, auf dem Sie täglich radeln können. Oder Sie kaufen sich einen Hund, sofern es sich mit Ihren Wohn- und Lebensverhältnissen vereinbaren lässt, der jeden Tag mindestens zweimal »Gassi« muss. Jede Minute Bewegung und jeder Meter, den Sie gehen, zählen.

Jede Minute Bewegung und jeder Meter, den Sie gehen, zählen

Der chung shi AuBioRiG®-Schuh

So ganz nebenbei im Alltag und ohne besonderen Trainingsaufwand kann man Kraft und vor allem Koordination trainieren. Dies funktioniert ganz einfach, indem man einen neuartigen Schuh mit dem Namen chung shi AuBioRiG® trägt. Der Name gibt auch schon den Hinweis auf die Funktionsweise, denn AuBioRiG steht für Automatisch Biomechanisch Richtiges Gehen. Sowohl die Sohlenkonstruktion als auch das Dämpfungssystem machen den Schuh aus orthopädischer Sicht so wertvoll. Schon rein äußerlich unterscheidet sich AuBioRiG® von herkömmlichen Modellen. So ist die Sohle nicht durchgehend flach, sondern im Bereich der Zehen und der Ferse je nach Modell entweder 15 oder 20 Grad angewinkelt. Diese Kippsohle führt dazu, dass der Träger des Schuhs beim Gehen automatisch eine biomechanisch optimale Abrollbewegung durchführt. Im Mittelfußbereich ist ein Rollwiderstand integriert, der den Körper aufrichtet. Dies entlastet Gelenke, Wirbelsäule und Bänder. Dank der besonderen Konstruktion des AuBioRiG® werden Belastungsspitzen, die sogenannten Druckpunkte, verteilt und reduziert. Die Träger des Spezialschuhs schulen die Eigenwahrnehmung des Körpers, steigern ihr Gefühl für das Körpergleichgewicht und regen die Durchblutung des gesamten Organismus an.

Die Erkenntnisse über die vielfältigen Wirkungen der AuBioRiG®-Schuhe wurden in zwei aktuellen Studien wissenschaftlich untermauert. An der Universität Calgary hat man untersucht, wie sich der Spezial-

So ganz nebenbei im Alltag und ohne besonderen Trainingsaufwand kann man Kraft und vor allem Koordination trainieren

Wirkungen der Kippsohle

schuh im Vergleich zu herkömmlichen Modellen beim Stehen und Gehen auswirkt. Die Ergebnisse sind eindrucksvoll. So hatten die Versuchsteilnehmer alleine schon beim Stehen in den AuBioRiG®-Schuhen viel mehr zu tun als die anderen Probanden. Um rund 60 Prozent war die Bewegung des Körperschwerpunktes erhöht. Mit anderen Worten: Die Beinmuskulatur musste viel mehr leisten, um den Körper im Gleichgewicht zu halten. Somit ist das pure Stehen schon eine ausgezeichnete Trainingseinheit, um das Körpergleichgewicht und die Eigenwahrnehmung zu schulen. Die Schuhe haben die gleiche Funktion wie ein Wackelbrett, das vielfach im Sporttraining eingesetzt wird.

Beim Gehen ändert AuBioRiG® den Bewegungsablauf

Beim Gehen ändert AuBioRiG® den Bewegungsablauf. Die Sprunggelenke und Knie werden mehr als sonst gebeugt, wodurch sich der Körper stärker aufrichtet. Gleichzeitig vermindert der Schuh die Belastung der Sprunggelenke und Knie während des Auftretens und Abrollens. Und noch etwas fanden die Forscher in Kanada heraus: Träger des AuBioRiG®-Schuhs kommen schneller voran. Die Gehgeschwindigkeit ist erhöht, weil sich die Träger des Spezialschuhs mit einer größeren Dynamik über den Vorfuß abdrücken.

Weitere Vorteile

Die »Korea-Studie« mit ausschließlich weiblichen Versuchsteilnehmern zeigte eine deutlich aufrechtere Körperhaltung bei den Probandinnen. Ferner verteilte sich die Belastung besser auf den gesamten Fuß, die Beweglichkeit von Händen, Armen, Füßen, Beinen und Becken nahm zu und außerdem reduzierten sich Menstruationsbeschwerden.

In einem AuBioRiG®-Schuh rollt der Fuß ganz anders ab als in herkömmlichem Schuhwerk. Die Stoßbelastung auf die Gelenke des Körpers wird erheblich reduziert. Das kommt den Knien zugute, für die der Spezialschuh eine Wohltat ist. Durch die Stärkung der Beinmuskulatur werden die Gelenke entlastet und auch das sanfte Abrollen schont Knorpel und Meniskus. Zur Vorbeugung von Verschleißerkrankungen ist das Tragen des AuBioRiG®-Schuhs sehr gut geeignet, aber auch bei der Behandlung von Arthrose hat der Schuh schon gute Dienste erwiesen (Infos siehe Adressteil).

Durch die Stärkung der Beinmuskulatur werden die Gelenke entlastet

Fallbeispiel: Prof. M. Neitzel – mit Vibrationstraining und Spezialschuhen mit gewinkelter Sohle gegen beginnende Arthrose

»Vor etwa einem Jahr, im Alter von 71 Jahren, bekam ich eine Entzündung in meinem linken Knie. Nach einiger Zeit ließ diese zwar nach, es blieb aber ein ständiger Schmerz. Bei einem Experten auf diesem Gebiet haben wir einen Termin vereinbart. Das Röntgenbild zeigte eine beginnende Arthrose. In unserem Gespräch ging es dann um die Frage, wie der weitere Krankheitsverlauf aussehen könnte und welche Behandlungsmethoden es gibt. Da die Arthrose in einem relativ frühen Stadium entdeckt wurde, kam eine Operation noch nicht infrage. Mir wurde stattdessen Vibrationstraining und das Tragen eines Spezialschuhs mit gewinkelter Sohle vorgeschlagen.

Beginnende Arthrose

Gemeinsam mit den speziell geschulten Arzthelfe-rinnen haben wir eine Reihe von Übungen zur Stär-kung verschiedener Muskelgruppen ausgewählt. Anschließend gab es eine gründliche Einführung in die Benutzung des Vibrationsgerätes. Meine Trai-ningseinheit besteht zurzeit aus 16 Einzelübungen, die insgesamt etwa 20 Minuten dauern. Anfangs habe ich zweimal pro Woche trainiert, nach einigen Monaten jetzt nur noch einmal wöchentlich.

»Meine Trainings-einheit besteht zurzeit aus 16 Finzelübungen, die insgesamt etwa 20 Minuten dauern«

Als Ingenieur interessiert mich auch die technische Seite des Trainingsgeräts. Kürzlich fand ich in Mann-heim auf einer Raumfahrt-Ausstellung ein Exponat, das Ähnlichkeit mit dem von mir benutzten Gerät hat und dem Training der Astronauten im Orbit dient, allerdings mit anderen Parametern. Immerhin auch eine Bestätigung für den Nutzen derartiger Geräte.

Da im aktiven Berufsleben selten Zeit für regelmäßi-gen Sport bleibt, galt es ohnehin, Versäumtes nach-zuholen. Leider muss Tennis entfallen wegen zu star-ker Beanspruchung der Knie. Allerdings gehe ich jetzt wieder regelmäßig schwimmen, musste mich aber vom Brustschwimmen auf Kraulen umstellen, weil bei Ersterem die Kniegelenke durch die typi-sche Schleuderbewegung zu stark belastet werden. Durch die Übungen mit dem Vibrationsgerät wer-den eine ganze Reihe von Muskelgruppen bean-sprucht und dadurch schonend trainiert, eigentlich wird der gesamte Körper bearbeitet. Der Effekt, den ich verspürt habe, bestand in einer deutlichen Stär-kung der Muskulatur und damit einer Entlastung der Gelenke. Das merken meine Freunde heute schon

Stärkung der Muskulatur, Entlastung der Gelenke

208

beim Händedruck; und bei der Abfahrt im Schnee gibt es kaum noch Stopps.

So weit zum Vibrationstraining.

Für das Tragen des Schuhs mit der angewinkelten Sohle gab es im Sanitätshaus eine einstündige Einführung. Man muss dabei etwas anders gehen, die Füße stärker anheben und kürzere Schritte machen. Dadurch wird das gezielte Abrollen von der Ferse bis zu den Zehen stark unterstützt. Beim Aufsetzen merkt man dann die angenehme Dämpfungswirkung. Wenn der Schuh nicht regelmäßig getragen wird, muss man sich anfangs auf die Gehbewegung konzentrieren, um nicht hin und wieder aus dem Tritt zu kommen.

Inzwischen habe ich kaum noch Kniebeschwerden und mehrstündige Wanderungen sind kein Problem. Nur bei besonderer Beanspruchung wie zum Beispiel dem Tragen schwerer Lasten und bei Gartenarbeit melden sich die Knie gelegentlich wieder.«

»Inzwischen habe ich kaum noch Kniebeschwerden und mehrstündige Wanderungen sind kein Problem«

Das Ziel heißt Schmerzfreiheit

Das oberste Ziel bei der Behandlung von Senioren ab 70 besteht in der Linderung der Symptome. Mit anderen Worten: Es geht vor allem darum, die vorhandenen Schmerzen zu reduzieren. Leider werden hierzulande die Erkenntnisse der modernen Schmerzforschung noch viel zu selten umgesetzt. Es ist im Grunde ganz einfach: Der Patient wird so lange mit so starken Mitteln versorgt, bis die Schmerzen weg sind. Zwar haben Mediziner keine Scheu,

Krebspatienten im Endstadium mit starken Präparaten zu behandeln, doch bei der Arthrosetherapie werden die morphinhaltigen Medikamente kaum eingesetzt. Es gibt eine Scheu, sich an dem Schmerz-Stufen-Schema der Weltgesundheitsorganisation WHO zu orientieren. Die Folge: Viele Arthrosepatienten sind eklatant unterversorgt mit Schmerzmitteln.

Viele Arthrose-patienten sind eklatant unter-versorgt mit Schmerzmitteln

---

Der Sprechstunden-Tipp

In der Praxis ist es häufig so, dass oft nur hartnäckiges Nachfragen der Patienten nach wirksamen Schmerzmitteln auch wirklich zur Verschreibung führt. Scheuen Sie sich daher nicht, diese Medikamente aktiv zu verlangen. Es ist Ihr gutes Recht, ohne Schmerzen leben zu dürfen.

Wenn ein Arzt einem alten Menschen Medikamente verschreibt, ist die besondere Aufmerksamkeit des Mediziners gefordert. Er muss nämlich wissen, ob der Patient überhaupt die Bereitschaft hat, diese auch zu nehmen. Häufig sind alte Menschen schon mit vielen Präparaten versorgt und es ist nicht einfach, sie zur regelmäßigen Einnahme der, sagen wir mal, achten Tablette am Tag zu bewegen.

Schmerzmittel oder cortison-haltige Injektionen ins Knie

Ein anderer Weg ist möglich. Cortisonhaltige Injektionen ins Knie verringern ebenfalls die Schmerzen und halten in der Regel zwei bis drei Monate vor. Es sind sogenannte Depotspritzen. Ihr Vorteil: Der Patient muss die meiste Zeit an gar nichts denken, außer an seinen vierteljährlichen Arzttermin. Dass der Wirkstoff Cortison mittelfristig den Knorpel schädigen kann, sei hier zwar erwähnt, sollte aber bei Menschen weit jenseits der 70 kein wirkliches Argument mehr sein. Pragmatische Lösungen sind gefragt.

Viel besser als sein Ruf: Der Gehstock

Eine pragmatische Lösung u. a. für Kniebeschwerden ist auch ein in vielen Jahrhunderten erprobtes Mittel, das jedoch leider aus der Mode gekommen ist: der Gehstock. Viele Patienten weigern sich zunächst, einen Gehstock zu benutzen. Dabei gibt es eine ganze Palette von sehr ansehnlichen Modellen mit edlen Griffen. Arm muss man mit einem solchen Stock also nicht aussehen.

Eine pragmatische Lösung: der Gehstock

Der Physio-Tipp

Gehen Sie für die Wahl des richtigen Stocks in ein Fachgeschäft und lassen Sie sich dort gut beraten. Man wird Ihnen verschiedene Modelle aus unterschiedlichen Hölzern oder Metall in unterschiedlichen Farben mit verschiedenen Griffen zeigen. Achten Sie auf die richtige Länge Ihres neuen Begleiters. Er soll Ihnen beim geraden Gang helfen.

Die gelungene Optik dürfte die Akzeptanz des Gehstocks verbessern, wichtiger ist natürlich der enorme orthopädische Nutzen eines Gehstocks. Durch das

Aufstützen wird die Last, die auf die Knie drückt, reduziert. Mit einem Stock nehmen die Betroffenen wieder verstärkt Haltung an. Sie gehen in eine annähernd gerade Position und aktivieren die Aufrichtekräfte. Mit einem Stock, den Sie mit Selbstbewusstsein und Würde benutzen, machen Sie wirklich eine gute Figur.

Orthesen lenken Belastung auf gesunde Bereiche

Ist im innenseitigen Teil des Kniegelenks eine Arthrose diagnostiziert, können Orthesen Linderung verschaffen

Ist im innenseitigen Teil des Kniegelenks eine Arthrose diagnostiziert, können Orthesen Linderung verschaffen. Diese Gelenkgestelle gibt es wie Kleidungsstücke in verschiedenen Konfektionsgrößen. Die Rahmenkonstruktion wird mithilfe von Klettbändern einfach am Ober- und Unterschenkel fixiert. Anschließend werden kleine Schrauben hinein- oder herausgedreht und hierdurch verschieben sich Teile des Kniegelenks minimal. Die Belastung beim Gehen wird somit auf die gesunden Bereiche gelenkt. Das Prinzip ähnelt einer Umstellungs-Osteotomie (siehe Seite 165ff.), nur eben ohne Operation. Die Patienten können selbst entscheiden, wann und wie lange sie die Orthesen tragen möchten. In unserer Praxis haben wir mit den DONJOY® OA-Orthesen des US-amerikanischen Herstellers DJO sehr gute Erfahrungen gemacht. OA steht für das englische Osteoarthritis, es handelt sich also um spezielle Arthroseorthesen. Sowohl hinsichtlich Tragekomfort als auch gewünschter biomechanischer Funktionalität sind die DJO-Modelle sehr gut geeignet, die Beschwerden der Patienten zu reduzieren. Diese Beobachtung wird durch eine neue Studie an der Universität von Tennessee in den USA unterstützt. Die Untersuchung bestätigte die Wirksamkeit von OA-Orthesen bei der Arthrose des innenseitigen Teil des Kniegelenks. Ein DJO-Modell war eine der beiden Orthesen, die bei dem Test am besten abgeschnitten hat. Weitere Hinweise im Adressteil.

> **Der Sprechstunden-Tipp:**
>
> Die exakte Feineinstellung der OA-Orthesen sollten Sie Ihrem Sanitätstechniker überlassen. Er wird Ihnen Ihr Modell so anpassen, dass es die gewünschte Wirkung erzielt.

In der Knie-Sprechstunde berichtete ein über 80-jähriger Mann von der segensreichen Wirkung. Jedes Mal, wenn er die Orthese trage, könne er wieder beschwerdefrei im Garten zu seinem Kirschbaum und wieder zurück laufen. Darum geht's: Die individuellen Bedürfnisse jedes einzelnen Betroffenen herausfinden und mit maßgeschneiderten Behandlungskonzepten beantworten. Während bei diesem Mann eine Orthese hilft, sind bei anderen Patienten eben andere Hilfsmaßnahmen geeignet.

In der Knie-Sprechstunde berichtete ein über 80-jähriger Mann von der segensreichen Wirkung der Orthese

Bandagen: Wirksamer Placeboeffekt
Die Wirkung von Bandagen beruht zum Teil auf einem Placeboeffekt. Doch der positive Effekt lässt

Die Bandage sorgt für eine dosierte Kompression des Gelenks und eine gesteigerte Muskelspannung

sich auch medizinisch begründen. Die Bandage sorgt für eine dosierte Kompression des Gelenks und eine gesteigerte Muskelspannung. Stärkere Muskeln verbessern die Führung des Gelenks. Das Ganze funktioniert jedoch leider nur rund zwei Stunden. Danach tritt eine Gewöhnung ein und der positive Effekt verpufft.

Vorsicht, Nebenwirkung: Obwohl ein harmloses Hilfsmittel, können falsch eingesetzte Bandagen unerwünschte Effekte haben. Wenn sie zu fest ums Gelenk gelegt sind, schnüren sie die Gefäße ab und die Blutversorgung ist blockiert. Am besten, Sie probieren die fertigen Bandagen im Sanitätshaus an. Dort wird man Ihnen die richtige Größe empfehlen können.

Pflanzliche Medikamente: Gute Alternative zu herkömmlichen Mitteln

Wenn es um die Auswahl von Medikamenten zur Behandlung der Gelenkbeschwerden geht, ist in der Knie-Sprechstunde von den Patienten immer wieder zu hören, dass sie »keine Chemie« zu sich nehmen wollen. Für diese Betroffenen gibt es zwei bewährte Alternativen.

Bereits Hildegard von Bingen empfahl Extrakte aus der Weidenrinde zur Schmerzbekämpfung

Weidenrinde

Bereits Hildegard von Bingen empfahl Extrakte aus der Weidenrinde zur Schmerzbekämpfung. Der heilende Wirkstoff der Weidenrinde heißt Salicin, er wird im Körper zu Salicylsäure umgewandelt. Diesen

Stoff gibt es mittlerweile auch in synthetischer Form, und zwar als Acetylsalicylsäure, allen von uns als Aspirin bekannt. Jedoch hat die natürliche Variante einen entscheidenden Pluspunkt: Das Salicin der Weidenrinde ist sehr viel magenfreundlicher, weil es erst im Darm in Salicylsäure umgewandelt wird. Daher eignen sich Weidenrindenextrakte auch zur ständigen Einnahme bei chronischen Beschwerden. Fertige Extrakte gibt es in Apotheken und Drogerien. Die empfohlene Tagesdosis liegt zwischen 60 und 120 mg.

Die natürliche Variante ist magenfreundlicher

Teufelskralle

Die Teufelskralle ist in den Steppengebieten von Süd- und Südwestafrika beheimatet. In der dortigen traditionellen Medizin hat die Teufelskralle schon lange ihren festen Platz. Den diabolischen Namen hat die Pflanze wegen der Widerhaken, mit denen sich die Früchte im Fell vorbeiziehender Tiere festsetzen. Die getrockneten Wurzeln der Teufelskralle hemmen Entzündungen und lindern Schmerzen. Die Wirksamkeit wurde bereits in klinischen Studien nachgewiesen. Bei degenerativen Gelenkbeschwerden hilft demnach die Teufelskralle genauso gut wie herkömmliche Schmerzmittel. Die Teufelskralle gilt als sehr gut verträglich, gerade auch bei längerer Anwendung. Weil der Tee aus der Wurzel aber bitter schmeckt, sind Tabletten eher zu empfehlen. Damit die Teufelskralle ihre Wirksamkeit entfalten kann, sollten Sie mindestens 4,5 Gramm der Wurzel zu sich nehmen – täglich.

Die getrockneten Wurzeln der Teufelskralle hemmen Entzündungen und lindern Schmerzen

Fallbeispiel: Christine Schulte – Pflanzliche Präparate und Nordic Walking für die Knie

»Ich schwöre auf Homöopathie und bin schon seit vielen Jahren bei einer Naturheilkundeärztin. Sie ist meine Hausärztin. Wegen einer Schwäche des Immunsystems mit ständig wiederkehrenden Erkältungen nehme ich regelmäßig Wobenzym® und andere Präparate, die mir sehr gut helfen. Zusätzlich brauche ich viel Vitamin C, ich esse Gemüse, Salate, Äpfel und Paprika. Hierdurch verspüre ich eine ganz andere Lebensqualität als früher. Ich finde, man darf sich nicht hinter den herkömmlichen Medikamenten verstecken. Zwar gibt es manchmal Situationen, in denen man sie nehmen muss, aber zusätzlich kann man noch viel für sich selbst tun. Und das alles ohne schädliche Nebenwirkungen.

»Ich bin ein Freund von Naturheilmitteln.«

Dass ich ein Freund von Naturheilmitteln bin, habe ich meinem Arzt bei der ersten Begegnung gleich gesagt. Ich war bei ihm wegen einer Meniskusverletzung. Vor zwei Jahren, im Alter von 60, haben die Probleme im linken Knie begonnen. Obwohl wir ein Hotel am Fuße des Kaiserslauterer Betzenberges haben und immer viel los ist, war ich dreimal in der Woche joggen. Das tat mir gut, schließlich soll ich mich wegen meines niedrigen Blutdrucks viel bewegen. Doch dann meldete sich das Knie. Als erste Maßnahme unterzog ich mich zehn Akupunktursitzungen, die mir sehr gut getan haben. Nach Ende der Behandlungen begann ich gleich wieder zu joggen und das Knie machte sofort wieder auf sich aufmerksam. Eines Tages bin ich beim Treppensteigen unglücklich aufgetreten und es gab einen kräftigen Stich im Knie. Kurz danach war ich eine Woche mit dem Fahrrad an der Donau unterwegs und überraschenderweise verschwanden die Schmerzen wieder. Kaum zu Hause angekommen, ging ich wieder joggen. Gleich beim ersten Mal bin ich dann gestürzt und hatte einen Bluterguss im Knie.

Ich kannte die Lutrina Klinik von früher und mein Sohn Axel war bereits dort wegen eines Skiunfalls. Also ging ich auch in die Klinik, wo festgestellt wurde, dass der Meniskus ziemlich eingerissen war. Mir gefiel es sehr gut, dass ich vor der Operation homöopathische Mittel wie zum Beispiel Arnika bekam. Das hat mich sehr überzeugt. Nach dem Eingriff wurde mir ein Weidenrindenextrakt mit dem Namen Assalix® verschrieben. Zweimal täglich nehme ich ein Dragee. Das ist wohl auch der Grund dafür, dass ich seit der OP nie wirklich Schmerzen im Knie hatte.

Mit der Reha ist es nicht so einfach. Meine Hausärztin hat gesagt, ich solle sechs Wochen mit Krücken laufen. In der Hotelküche kann ich mich aber nicht mit Krücken bewegen und das Essen zubereiten. Ich versuche, das Knie so weit wie möglich zu schonen. Weiche Schuhe helfen mir dabei. Mein Arzt, der meine Ungeduld und meinen Bewegungsdrang kennt, hat mir erst einmal Jogging und Walking verboten, bis der Meniskus richtig verheilt ist. Dann habe ich mir fest vorgenommen, nur noch Nordic Walking zu machen.«

»Mir gefiel es sehr gut, dass ich vor der Operation homöopathische Mittel wie zum Beispiel Arnika bekam.«

Salben auf pflanzlicher Basis: Wohltuende Wirkung nach wenigen Wochen

Bei vielen Patienten gibt es eine große Bereitschaft, ihre Knie mit Salben einzureiben

Bei vielen Patienten gibt es eine große Bereitschaft, ihre Knie mit Salben einzureiben. Der bewusste Körperkontakt und die konzentrierte Beschäftigung mit einem schmerzenden Körperteil fördern bei vielen das Bewusstsein, sich selbst etwas Gutes zu tun.

Bei den Wirkstoffen haben die Betroffenen die Auswahl zwischen konventionell medizinischen Salben und jenen, die auf Pflanzenbasis aufgebaut sind. Schmerzlindernd sind zum Beispiel Salben, die den gleichen Wirkstoff wie Voltaren® enthalten. Hierdurch kann die Einnahme von Tabletten ganz ersetzt oder reduziert werden.

Sofern keine ganz akuten Beschwerden vorliegen, die am besten mit konventionellen Schmerzmitteln kurzfristig behandelt werden, empfehlen wir in der Knie-Sprechstunde am liebsten Salben auf pflanzlicher Basis.

Der Sprechstunden-Tipp

Bei der Anwendung von pflanzlichen Salben: Disziplin und Geduld

Weil sie nicht so schnell wie herkömmliche Mittel wirken, müssen Sie bei der Anwendung von pflanzlichen Salben zwei Dinge mitbringen: Disziplin und Geduld. Die tägliche Anwendung dieser Salben ist Voraussetzung dafür, dass sich nach zwei bis drei Wochen die gewünschte Wirkung einstellen kann. Es hängt also wesentlich von Ihrer Persönlichkeit ab, ob Sie mit diesen Medikamenten gut fahren.

Cayennepfeffer (Chili)

Er bringt im wahrsten Wortsinn Feuer ins Gelenk. Der im Cayennepfeffer enthaltene Wirkstoff Capsaicin verhindert die Schmerzweiterleitung. In der Folge wird die Durchblutung stark gefördert und die Selbstheilung aktiviert. Schmerzen lassen nach, Entzündungen gehen zurück und das Gewebe schwillt ab. Die Salbe muss mehrmals am Tag aufgetragen werden. Achten Sie beim Kauf darauf, wie viel Capsaicin Ihre Salbe enthält. Optimal ist ein Anteil zwischen 0,02 und 0,05 Prozent. Regelmäßig angewendet, müsste sich nach zwei Wochen ein erster Effekt bemerkbar machen.

Es liegt auf der Hand, dass sich beim Auftragen auch die gesunde Haut rötet, brennt und vielleicht auch juckt. Das ist völlig normal. Ist Ihre Haut ums Knie herum jedoch schon angegriffen, sollten Sie auf den Einsatz von Cayennepfeffer verzichten. Auch kann es in seltenen Fällen zu allergischen Reaktionen kommen.

Schmerzen lassen nach, Entzündungen gehen zurück und das Gewebe schwillt ab

Arnika

Diese Heilpflanze kommt in unserer Klinik vor jeder Operation zum Einsatz: Dank der kleinen Kügelchen (Globuli), die jeder Patient vor dem Eingriff bekommt, sind die Knie nach der OP deutlich schlanker als ohne diese Gabe.

Doch auch für zu Hause ist Arnika ein Segen. Als Tinktur eingesetzt, wirkt Arnika entzündungshemmend und schmerzlindernd. Die Tinktur können Sie in der Apotheke kaufen. Zur Zubereitung geben Sie einen

Diese Heilpflanze kommt in unserer Klinik vor jeder Operation zum Einsatz

Teelöffel der Tinktur in eine Schüssel mit $^1/_4$ Liter Wasser, das Zimmertemperatur hat. Sie können die Umschläge alle halbe oder ganze Stunde wechseln. Etwas einfacher aufzutragen ist mit Sicherheit die Arnikasalbe, die es ebenfalls in der Apotheke gibt.

Wärme und Kälte: Die richtige Temperatur fördert die Heilung

Ob man seine Knie lieber mit Wärme oder Kälte versorgt, hängt im Wesentlichen davon ab, was man als angenehmer empfindet

Ob man seine Knie lieber mit Wärme oder Kälte versorgt, hängt im Wesentlichen davon ab, was man als angenehmer empfindet. Um eine objektive Aussage über die Temperaturverhältnisse der Knie machen zu können, ermitteln wir in der Praxis mit einem Infrarot-Messer die Temperatur beider Knie. Dank des Laserpointers ist eine berührungsfreie Messung möglich. Das gesunde Knie gibt die gewünschte Referenztemperatur vor, auf die die angegriffene Seite erwärmt oder heruntergekühlt werden soll.

Kühlmanschetten und Magerquark

Wer überwärmte Knie aufgrund von Entzündungsprozessen hat, ist mit lokaler Kälte normalerweise ganz gut bedient. Temperatursenkend wirken Kühlmanschetten, die auch bei Sportverletzungen und Unfällen (siehe P-E-C-H-Formel, Seite 32) zum Einsatz kommen. Auf keinen Fall dürfen Kühlelemente aus dem Eisfach direkt auf die Haut gelegt werden: Erfrierungsgefahr! In dem Abschnitt über die P-E-C-H-Formel ist die sehr wirksame Anwendung von gekühltem Magerquark beschrieben. Dieses bewährte Hausmittel hilft auch bei chronischen Kniebeschwerden.

Interessant ist die Tatsache, dass Arthrosepatienten mit überwärmten Knien die feuchte Kälte, die in Deutschland in den Herbst- und Wintermonaten in der Luft liegt, nicht als angenehm empfinden. Diese Art der Kälte bereitet den meisten Patienten Unbehagen.

Wärmetherapie

Die Wärmebehandlung von Arthroseknien wird von vielen Patienten als sehr angenehm empfunden. Die Wärme bringt den Stoffwechsel auf Trab. Die erweiterten Blutgefäße schaffen verstärkt Nährstoffe ins betroffene Gelenk und transportieren Stoffwechselabbauprodukte schneller ab. Das beschleunigt den Heilungsprozess.

Um die Knie zu erwärmen, gibt es viele einfache Möglichkeiten. Hierzu zählen feuchtwarme Umschläge, die klassische Rotlichtlampe, warme Kleidung (lange Unterhosen helfen), die gute alte Wärmflasche oder elektrische Heizkissen. Wärmesalben und -pflaster gibt es zudem in jeder Apotheke. Etwas aufwendiger in der Vorbereitung sind Wickel und Kompressen, die jedoch sehr zu empfehlen sind.

Ölkompressen

Am besten die ganze Nacht belässt man ein mit Öl getränktes Tuch auf dem schmerzenden Knie. Hier-

Die Wärmebehandlung von Arthroseknien wird von vielen Patienten als sehr angenehm empfunden

zu erwärmen Sie Johanniskrautöl, träufeln es auf ein Baumwolltuch, legen es um das Knie und umwickeln das Ganze mit einem weiteren Tuch.

Heublumensack
Hierzu benötigen Sie einen Kochtopf mit einem Einsatz, da die Heublumen nicht ins kochende Wasser gelegt, sondern nur dem Wasserdampf ausgesetzt werden dürfen. In diesen Einsatz legen Sie einen mit 400 Gramm Heublumen gefüllten Baumwollbeutel und lassen diesen 20 Minuten durchziehen. Sobald Sie den Beutel anfassen können, legen Sie ihn auf das Knie und fixieren den Beutel mit einem Tuch. Einen fertigen Heublumensack gibt es in der Apotheke zu kaufen.

Heublumen nicht ins kochende Wasser legen

Die Knie – Vorsorge und Behandlungs-Tipps

Knieübungen

Knieübung 1 –
Dehnung der hinteren Beinmuskulatur

- Legen Sie sich mit dem Rücken auf eine weiche, ebene Unterlage.
- Umfassen Sie mit beiden Händen den Oberschenkel, das Knie soll locker gebeugt sein.
- Strecken Sie jetzt langsam das Bein in Richtung Decke bis ein Zuggefühl entsteht.
- Halten Sie das Bein für ca. 20 Sekunden in dieser Stellung und wiederholen Sie dann die Übung mit dem anderen Bein.

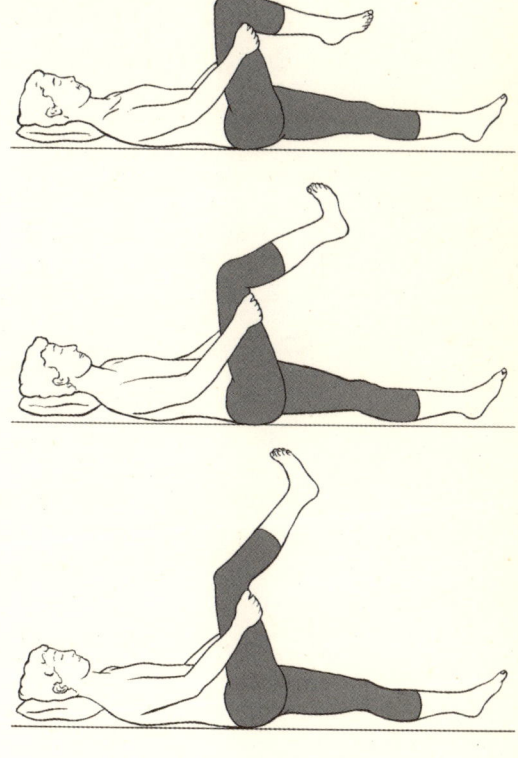

Knieübung 2 – Kräftigung der vorderen Oberschenkelmuskulatur

• Setzen Sie sich auf einen Stuhl, sodass die Oberschenkel auf dem Stuhl aufliegen.
• Ziehen Sie die Zehen eines Fußes in Richtung Ihres Kopfs an und strecken Sie das Knie langsam. Halten Sie diese Stellung für ca. 10 Sekunden.

Die Übung abwechselnd für jedes Knie fünf- bis zehnmal wiederholen.

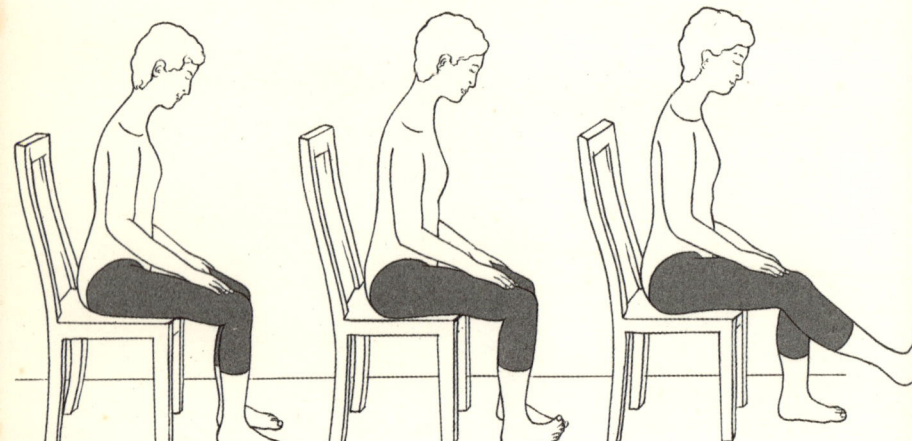

Knieübung 3 – Kräftigung der rückwärtigen Beinmuskulatur

• Legen Sie sich mit dem Bauch auf eine ebene Unterlage. Dabei soll die Stirn auf beiden Händen liegen, ein Knie ist so weit wie möglich gebeugt.
• Heben Sie dann das Bein mit dem gebeugten Knie an.

224

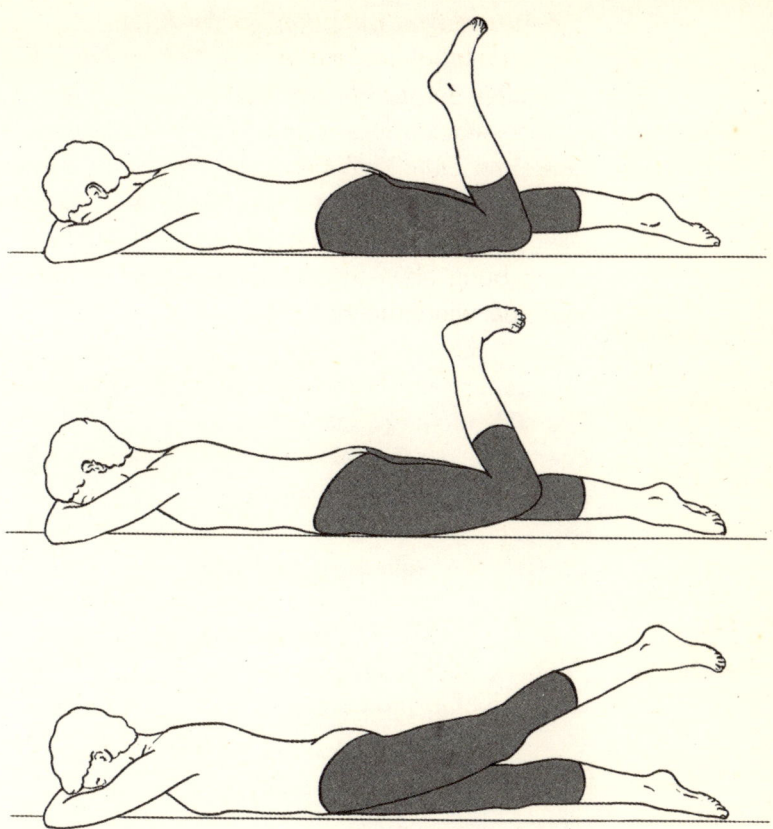

- Strecken Sie das Bein in der Luft und senken Sie es gestreckt auf die Unterlage ab.
- Wiederholen Sie die Übung abwechselnd für jede Seite zehnmal.

Sieben Tipps für bewegliche Knie

1. Halten Sie Ihr Idealgewicht

Jedes Kilo, das Sie zu viel mit sich herumtragen, drückt auf Ihre Knie und kann Arthrose auslösen. Es ist wie ein Rucksack mit Wackersteinen – den würden Sie ja auch sofort ablegen (siehe Seite 69ff.).

2. Sauer macht nicht lustig

Tipps, die nicht nur den Knien gut tun

Achten Sie auf eine ausgewogene Ernährung. Treten Sie bei Kaffee, Fleisch und Alkohol etwas kürzer, so dass Sie nicht »zu sauer« sind. Zu viel Säure im Körper frisst den Gelenkknorpel auf. Trinken Sie genug gutes Wasser (siehe Seite 149ff.).

3. Gelenke wollen versorgt sein

Auch Ihre Kniegelenke brauchen Futter: Versorgen Sie sie mit den notwendigen Vitalstoffen und Bausteinen in ausreichender Menge und guter Qualität (siehe Seiten 159ff., 175ff.).

4. Bleiben Sie in Bewegung

Ihre Gelenke wollen gefordert sein, dann fühlen sie sich wohl. Integrieren Sie so viel Bewegung wie möglich in Ihren Alltag (siehe Seite 75: übergewichtige Kinder) und treiben Sie den Sport, der Ihnen und Ihren Knien guttut (siehe Seite 184ff.).

5. Setzen Sie auf die Heilkraft der Pflanzen

Treten Beschwerden auf, sollten Sie bei der Wahl der Medikamente auf die Kraft der Natur vertrauen. Sanfte Medizin aus der Pflanzenwelt lindert Schmerzen und Entzündungen genauso gut wie herkömmliche Medikamente – ohne unerwünschte Nebenwirkungen (siehe Seite 214ff.).

6. Bleiben Sie neugierig und offen

Schmerzende Knie können heute mit vielen Methoden behandelt werden, von denen Sie möglicherweise noch nie etwas gehört haben: mit rüttelnden Platten, neu entwickelten Schuhen oder pulsierenden Magnetfeldern. Erkundigen Sie sich und fragen Sie nach (siehe Seiten 138ff., 205ff., 181f.).

7. Gehen Sie zu einem Spezialisten

Die Knie sind wichtige Gelenke: Gehen Sie also zu einem Arzt, zu dem Sie das größtmögliche Vertrauen haben. Nur wenn er sich gut auskennt und ausgewiesener Experte ist, sollten Sie ihn konsultieren (siehe Seite 44ff.).

Schmerzende Knie können heute mit vielen Methoden behandelt werden, von denen Sie möglicherweise noch nie etwas gehört haben

Literatur-Tipps

Jörg Blech: Bewegung. Die Kraft, die Krankheiten besiegt und das Leben verlängert, Frankfurt am Main (S. Fischer) 2007

Michaela Döll: Arthrose. Endlich schmerzfrei durch Bio-Stoffe, München (Herbig) 2005

Dirk Engel-Korus: Die neue Knieschule. Übungsprogramm zum Vorbeugen, Stärken und Stabilisieren, München (BLV) 2004[2]

Jürgen Fischer: Das Arthrose-Stopp-Programm, Stuttgart (Trias) 2008[2]

Wolfgang Franz, Robert Schäfer: Knie-Arthrose. Vorbeugung, Behandlung, Heilung, München (Herbig) 2008

Jürgen Freiwald: Stretching für alle Sportarten, Reinbek bei Hamburg (Rowohlt) 2006

Joachim Grifka: Die Knieschule. Hilfe bei Kniebeschwerden, Reinbek bei Hamburg (Rowohlt) 2000

Klaus J. Groth, Ralf-E. Gericke: Kleb den Schmerz einfach weg. Die innovative Therapie mit den kinetischen Tapes. Das Wundermittel der Spitzensportler, München (Herbig) 2007[2]

Barbara Hendel: Schmerzfreie Gelenke – die ganzheitliche Arthrosetherapie, München (Knaur) 2006

Heike Knophius: Säure-Basen-Balance, München (Gräfe und Unzer) 2003

Maria Lohmann, Günter Gerhardt: So heile ich mich selbst. Gelenkschmerzen, München (Knaur) 2004

Joachim Merk, Thomas Horstmann: Knie aktiv. 100 Übungen bei Arthrose und nach Gelenkersatz, Verletzungen, Operationen, Stuttgart (Hirzel) 2008

Rosi Mittermaier, Christian Neureuther: Die Heilkraft des Sports. Mit Spaß und Freude mehr Gesundheit. Unter Mitarbeit des Sportmediziners Dr. Bernd Wolfarth, München (Nymphenburger) 2008

Hans Spring, Urs Illi und Hans-Ruedi Kunz: Dehn- und Kräftigungsgymnastik. Stretching und dynamische Kräftigung, Stuttgart (Thieme) 2005

Ulrich Strunz, Andreas Jopp: Topfit mit Vitaminen. Die Vitaminrevolution, München (Deutscher Taschenbuch Verlag) 2006

Siegbert Tempelhof: Gesunde Gelenke schmerzfrei und beweglich, München (Gräfe und Unzer) 2003

Jürgen Toft: Knie-Arthrose. Von wegen da kann man nichts machen, München (Herbig) 1999

Johannes R. Weingart: So stärken wir unsere Gelenke. Strategien für ein besseres Leben, München (Zabert Sandmann) 2005

Wichtige Adressen

Ärztliches Gesundheitszentrum energyfarm
Leitung: Tamara Ruzek
Karl-Marx-Straße 29
67655 Kaiserslautern
Tel.: 0631-3635-134
Fax: 0631-3635-282
E-Mail: info@energyfarm.de
Internet: www.energyfarm.de

Praxis für Akupunktur Kaiserslautern
Dr. med. Jianping He
Lutrinastr. 2–4
67655 Kaiserslautern
Tel.: 0631-5348102
Fax: 0631-4148670
E-Mail: info@akupunktur-kl.com
Internet: www.akupunktur-kl.com

Lutrina Klinik
Karl-Marx-Straße 33
67655 Kaiserslautern
Tel.: 0631-3635-200
Fax: 0631-3635-137
E-Mail Dr. Franz: franz@lutrinaklinik.de
Internet: www.lutrinaklinik.de

Redox-Serum-Analyse:

LABORTECHNIK GMBH
Friedrich-Barnewitz-Straße 3
18119 Rostock
Tel.: 0381-5196-112
Fax: 0381-5196-113
E-Mail: labotech@t-online.de
Internet: www.labo-tech.de

SaluMed Privatklinik Bad Dürkheim – Verwaltung
PRE Park
Luxemburger Straße 3
67657 Kaiserslautern
Tel.: 0631-6279-8880
Fax : 0631-6279-8881
E-Mail: verwaltung@salumed-privatklinik.de
Internet: www.salumed-privatklinik.de

Silke Michelberger
Physiotherapeutin und Sporttherapeutin
Mitarbeiterin der Lutrina Klinik/Kaiserslautern
Tel.: 0631-3635-200
E-Mail: silke.michelberger@gmx.de

Stiftung Akupunktur – Informationsbüro
Postfach 101
82042 Pullach
Tel.: 01805-255887
Fax: 01803-2742329
E-Mail: info@akupunktur-stiftung.de
Internet: www.akupunktur-stiftung.de

Vereinigung clubfreier Golfspieler im
Deutschen Golf Verband e.V.
Humboldtstraße 7
65189 Wiesbaden
Tel.: 0611-34104-0
Fax: 0611-34104-10
E-Mail: info@vcg.de
Internet: http://www.vcg.de

Autorenkontakt:

Dr. Wolfgang Franz
Tel.: 0631-3635-200
E-Mail: franz@lutrinaklinik.de

Robert Schäfer
Tel.: 06204-607338
E-Mail: robert.schaefer@t-online.de

Internet:

www.deutsches-arthrose-forum.de
Plattform für Betroffene

www.gelenkzentrumpfalz.de
Netzwerk von Gelenk-Spezialisten in der Pfalz

www.orthinform.de
Patienteninformationsportal des Berufsverbandes der
Fachärzte für Orthopädie und Unfallchirurgie e.V.

www.sportprogesundheit.de
Auflistung von Sportangeboten, nach Postleitzahlen
sortiert, zusammengestellt vom Deutschen Olympi-
schen Sportbund in Zusammenarbeit mit der
Bundesärztekammer

Hersteller:

ARTROSTAR® COMPACT:
ORMED GmbH
Merzhauser Str.112
79100 Freiburg
Tel.: 0180 1 000 818
Fax.: 0180 11 676 333
E-Mail: artrostar@ormed-djo.de
Internet: ormed-djo.de

chung shi AuBioRiG®-Schuhe:
ME & Friends AG
Rudolf-Diesel-Ring 11
83607 Holzkirchen
Tel.: 08024-60898-0
Fax: 08024-60898-20
E-Mail: info@chung-shi.de
Internet: www.chung-shi.com

Collagen Meniskus Implantat CMI/MENAFLEX:

ReGen Biologics AG
Internationales Marketing und Sales Office
Zugerstraße 72
CH-6340 Baar/Zug
Switzerland
Tel.: +41 (0) 7608385
Fax: 0800-73436246 (kostenlos)
Internet: www.menaflex.com

DONJOY® Knieorthesen:
ORMED.DJO
ORMED GmbH
Merzhauser Str.112
79100 Freiburg
Tel.: 0761-4566-01
Fax.:0761-4566-5501
E-Mail: info@ormed-djo.de
Internet: ormed-djo.de

»Durolane« (Hyaluronsäure)

Smith & Nephew Orthopaedics GmbH
Alemannenstr. 14
78532 Tuttlingen
Tel.: 07462-2080
Fax: 07462-208135

Mikronährstoffe

ENERGETICUM GMBH & Co. KG
Pulverturmstraße 5
84028 Landshut
Telefon: 0871-97499-0
Internet: www.energeticum.com

Orthokin®-Therapie:

Hotline zur Arztsuche:
Tel.: 0211-38700700
Fax: 0211-38700710
E-Mail: info@orthokin.de
Internet: www.orthokin.de

Register